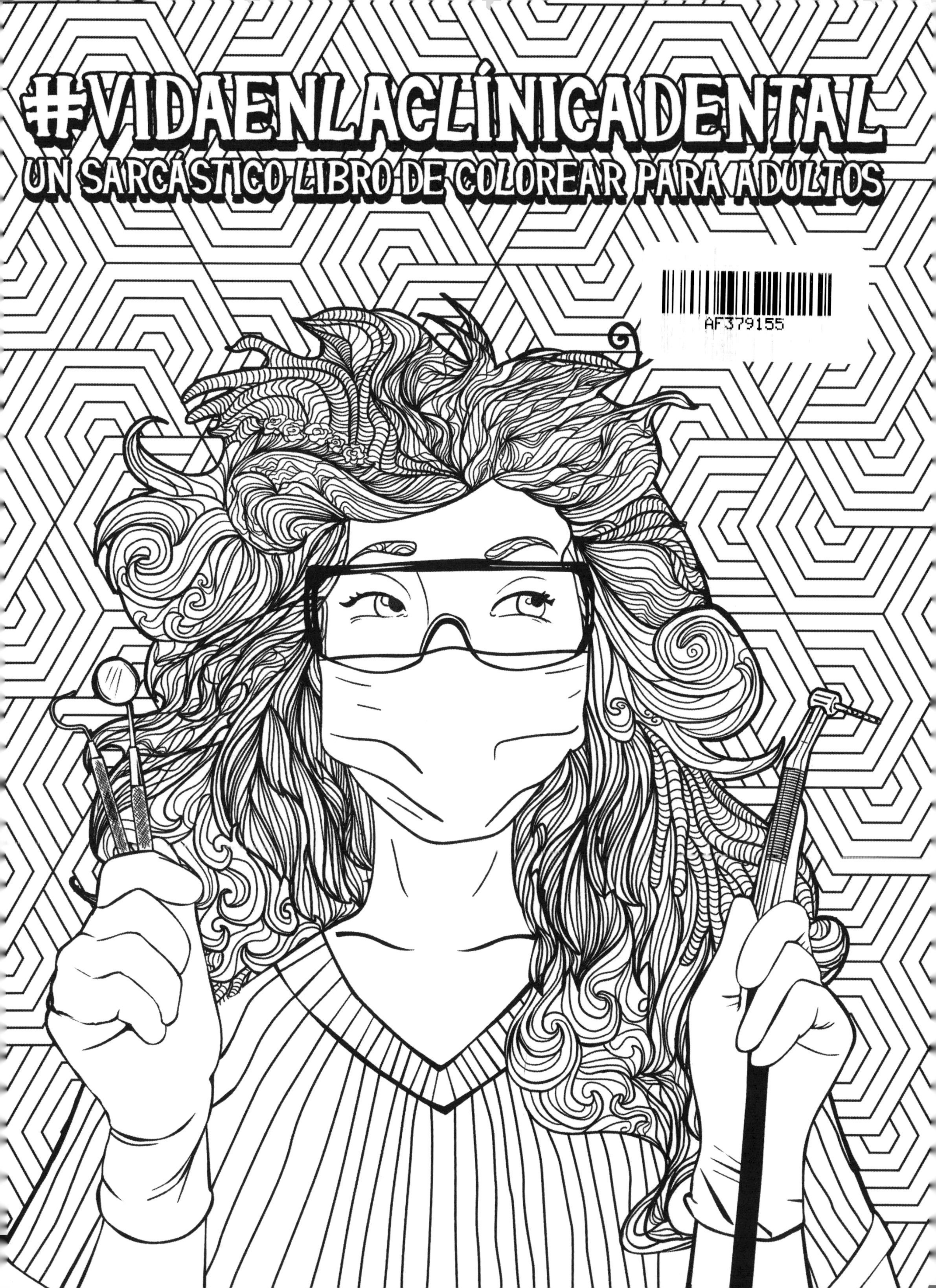

#VIDAENLACLÍNICADENTAL
UN SARCÁSTICO LIBRO DE COLOREAR PARA ADULTOS
AF379155

¿Quieres descargas gratuitas?
Escríbenos un correo electrónico a:
freebies@pbleu.com

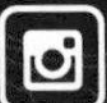

@papeteriebleu

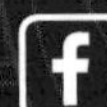

Papeterie Bleu

Compra todos nuestros libros en
www.pbleu.com/es

Distribución al por mayor a través de Ingram Content Group
www.ingramcontent.com/publishers/distribution/wholesale

Preguntas y Servicio de atención al cliente, Escríbenos un correo electrónico a
support@pbleu.com

DESCARGA GRATUITA EN PDF DE ESTE LIBRO

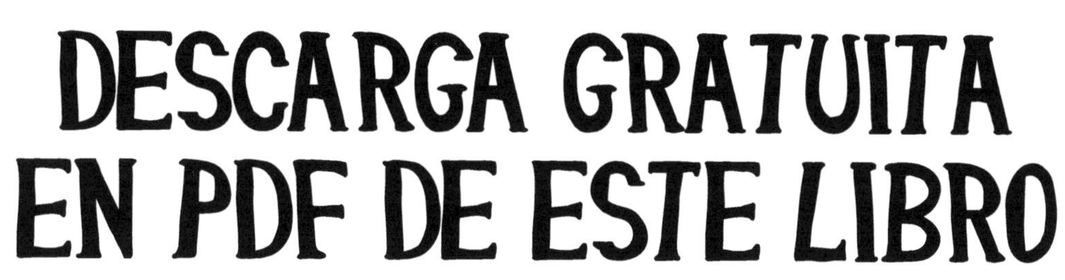

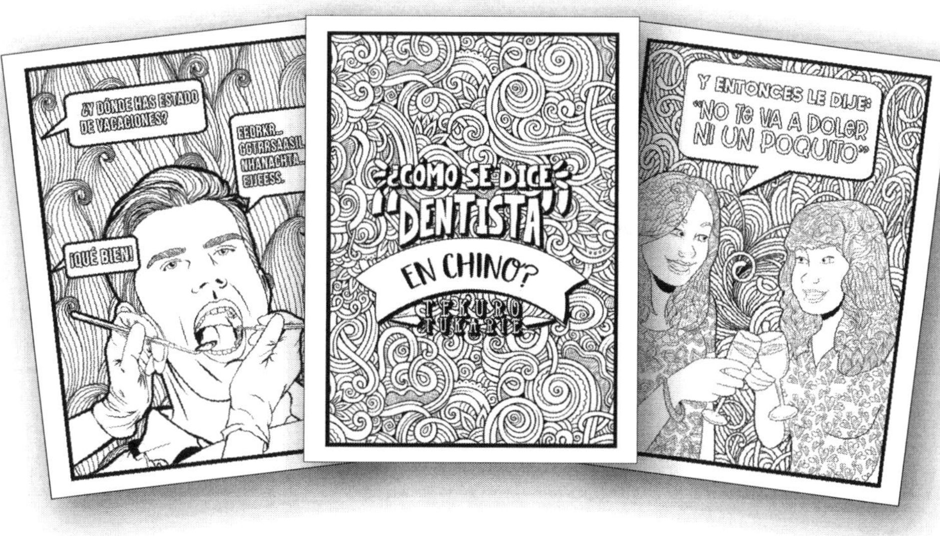

www.pbleu.com/dental

CÓDIGO DE DESCARGA: DNT373

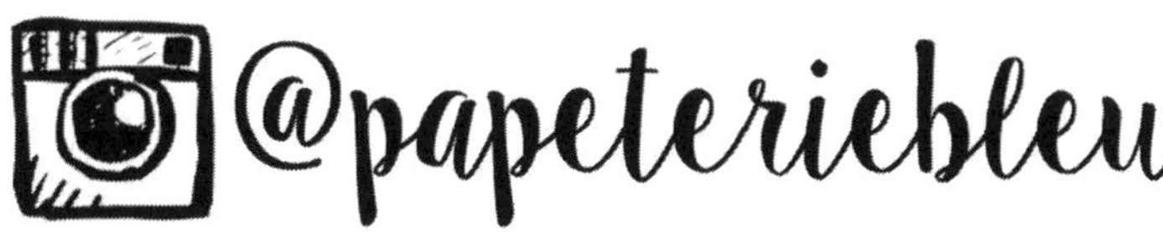 @papeteriebleu

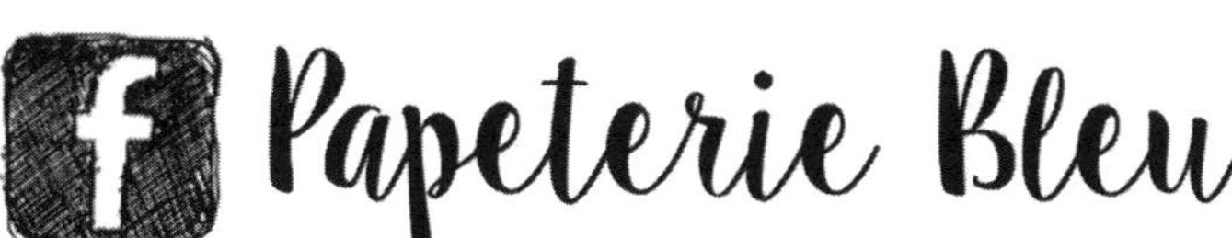 Papeterie Bleu

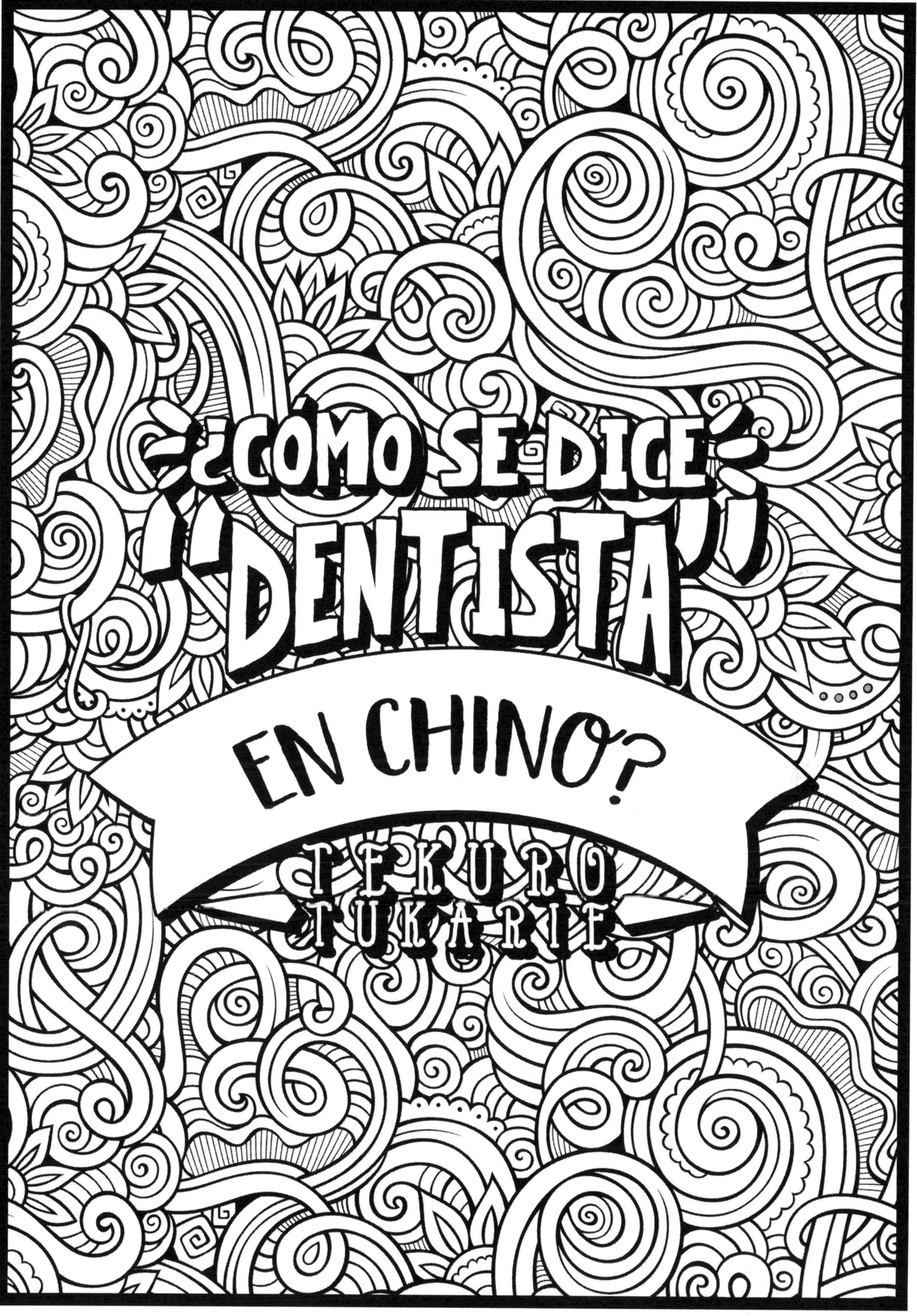

¿¿CÓMO SE DICE?
"DENTISTA"
EN CHINO?
TEKURO
TUKARIE

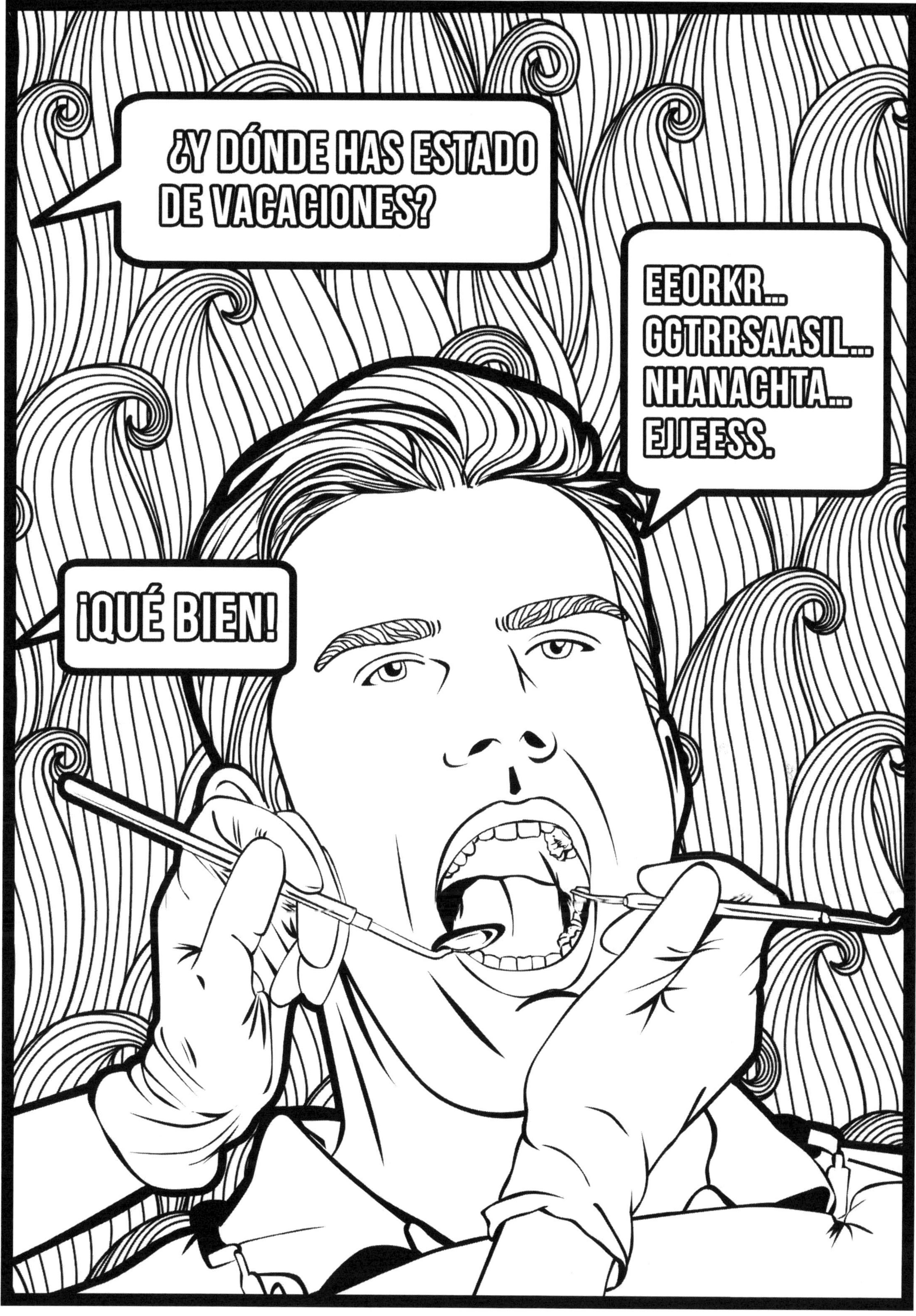

¿Y DÓNDE HAS ESTADO DE VACACIONES?
EEORKR... GGTRRSAASIL... NHANACHTA... EJJEESS.
¡QUÉ BIEN!

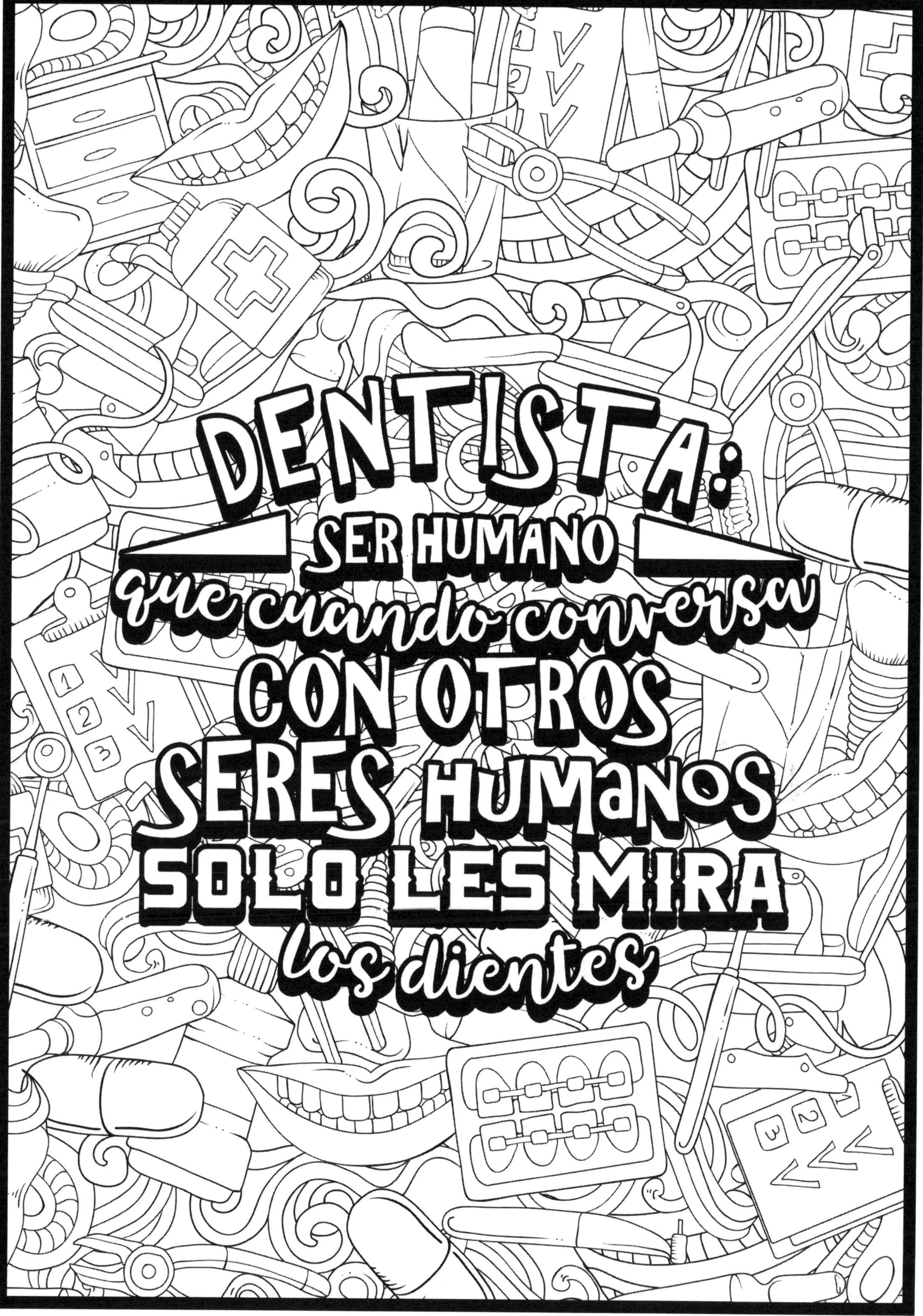

DENTISTA:
SER HUMANO
que cuando conversa
CON OTROS
SERES HUMANOS
SOLO LES MIRA
los dientes

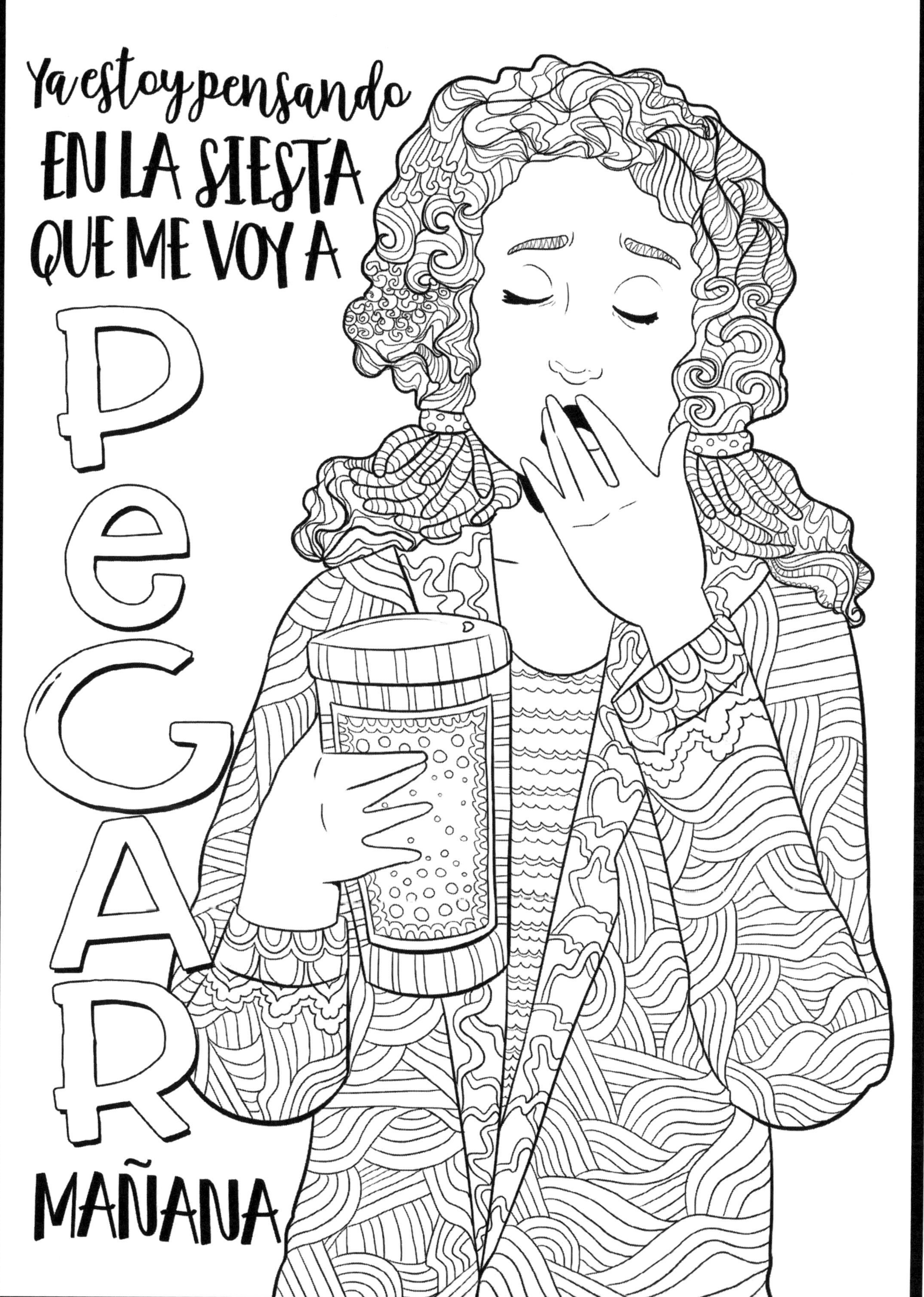

Ya estoy pensando
EN LA SIESTA
QUE ME VOY A
PEGAR
MAÑANA

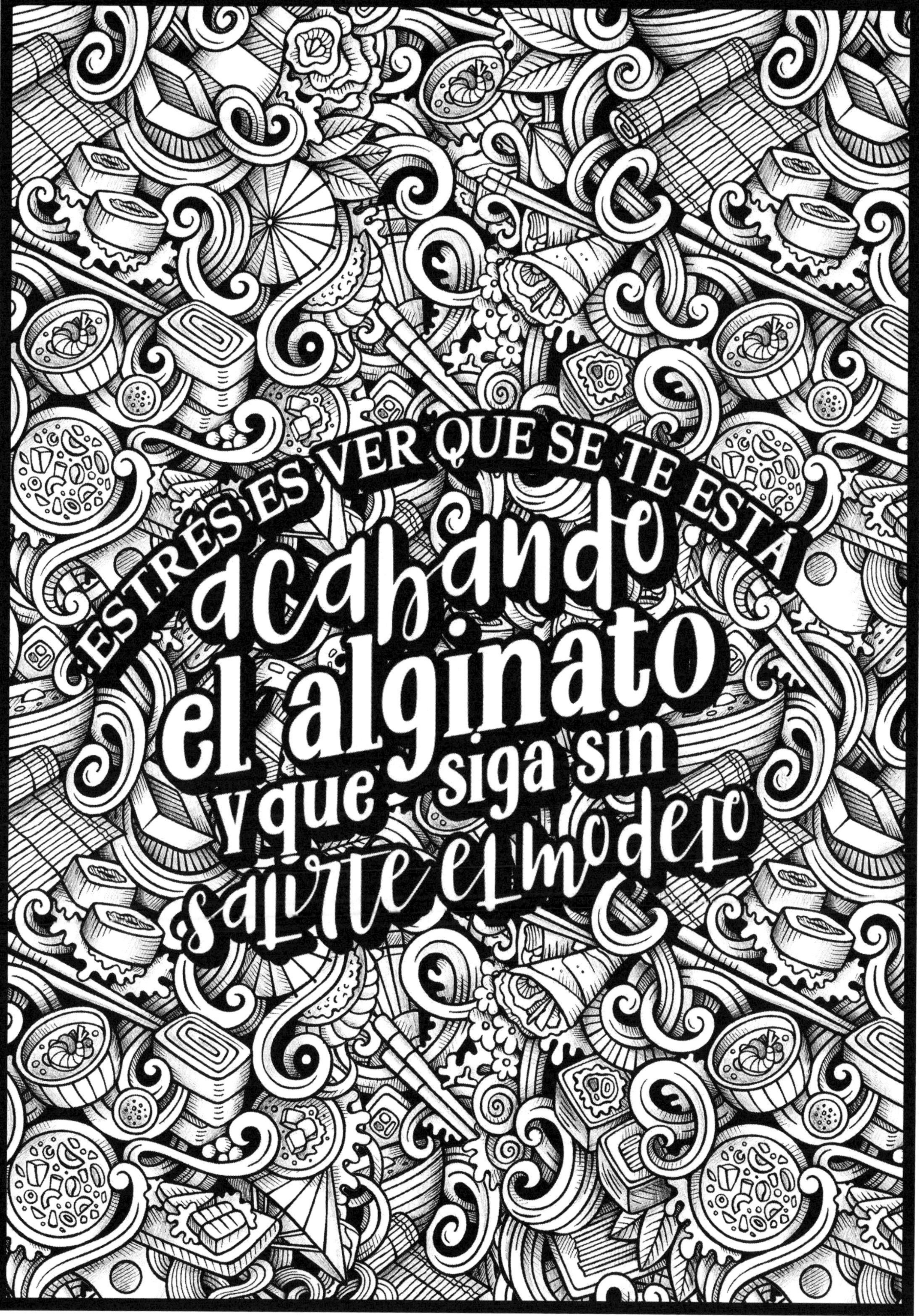

estrés es ver que se te está
acabando
el alginato
y que siga sin
salirte el modelo

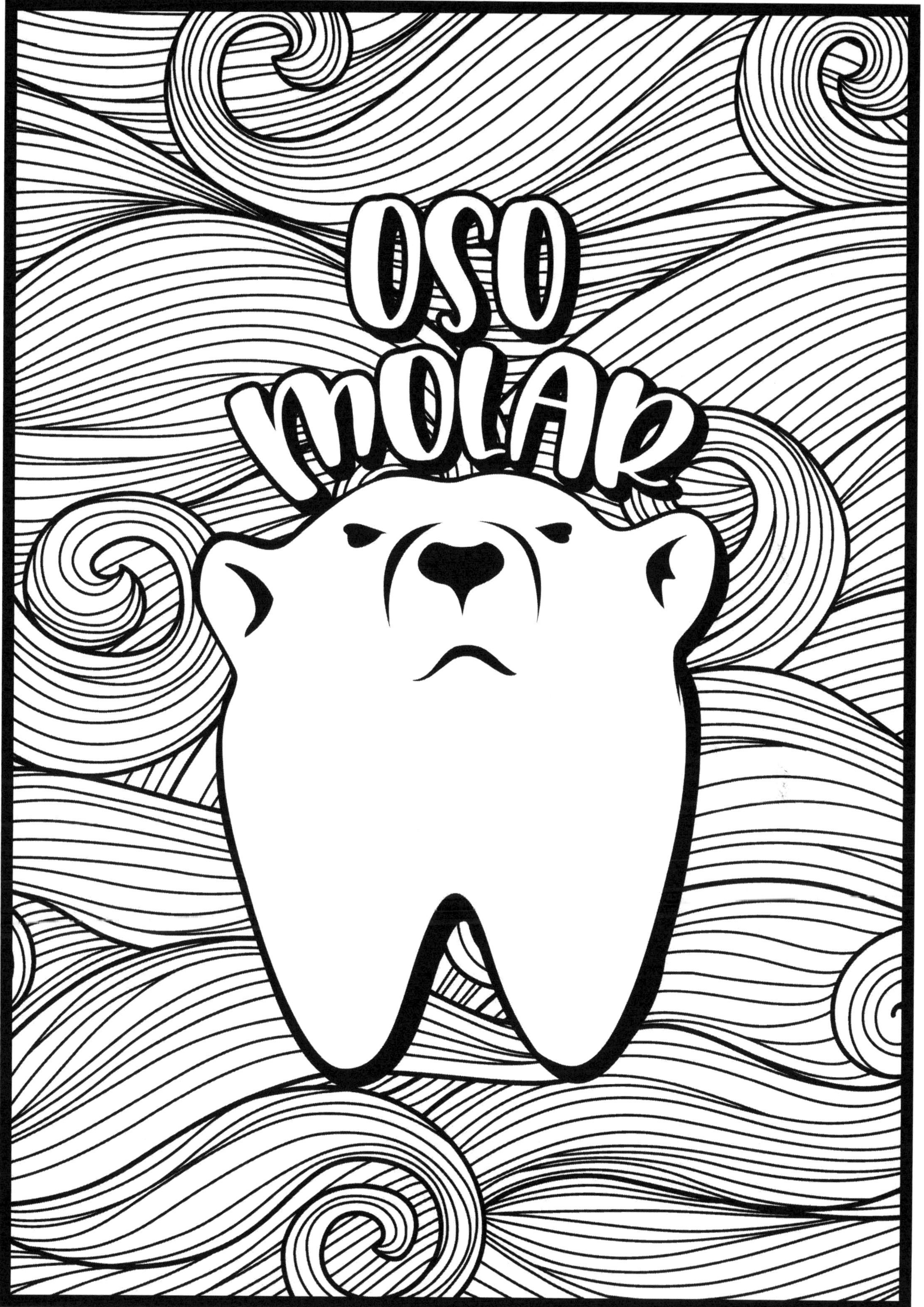

OSO
MOLAR

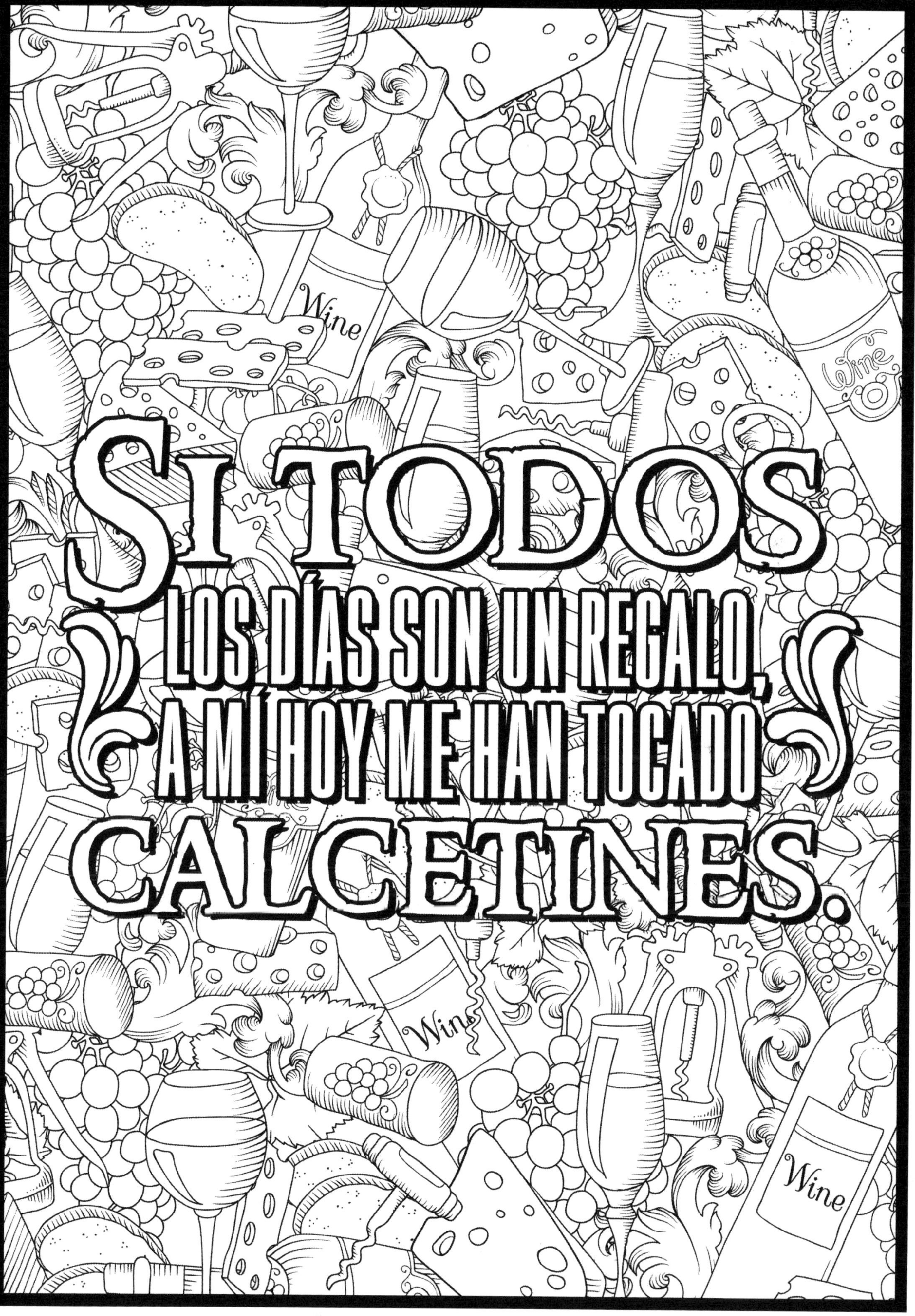

SI TODOS LOS DÍAS SON UN REGALO, A MÍ HOY ME HAN TOCADO CALCETINES.
Wine
Wine
Wine
Wine

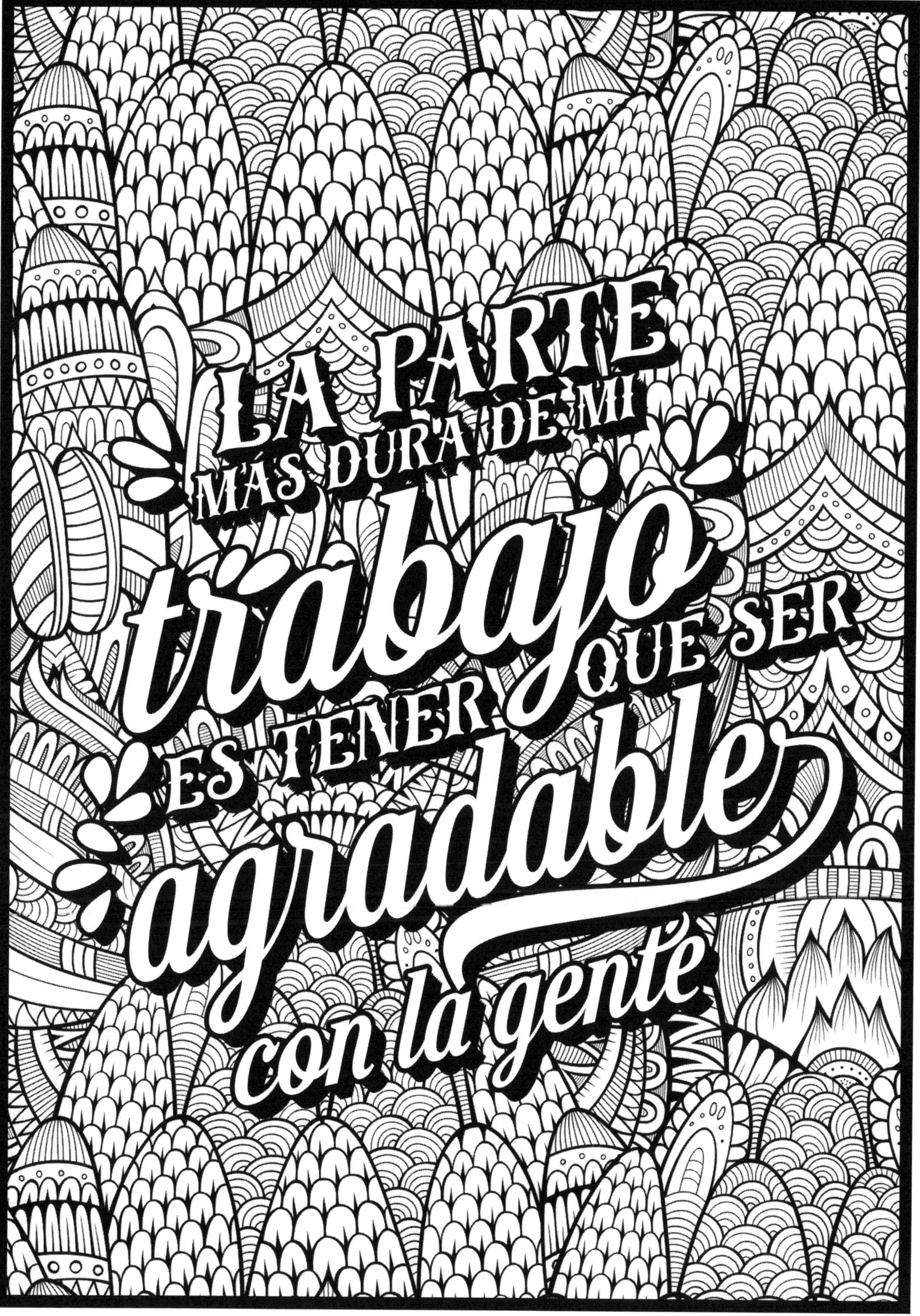

LA PARTE
MAS DURA DE MI
trabajo
ES TENER QUE SER
agradable
con la gente

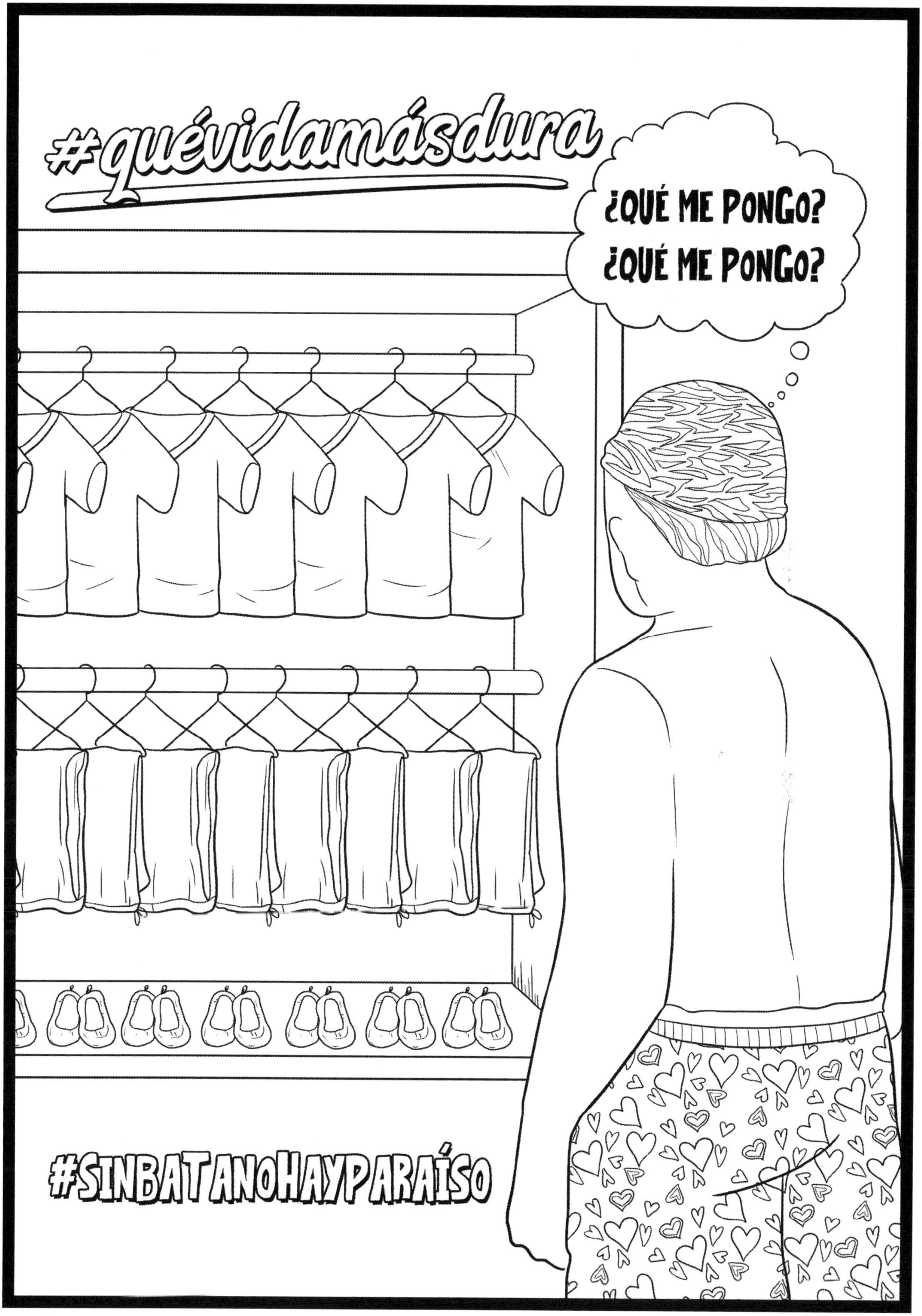

#quévidamásdura
¿QUÉ ME PONGO?
¿QUÉ ME PONGO?
#SINBATANOHAYPARAÍSO

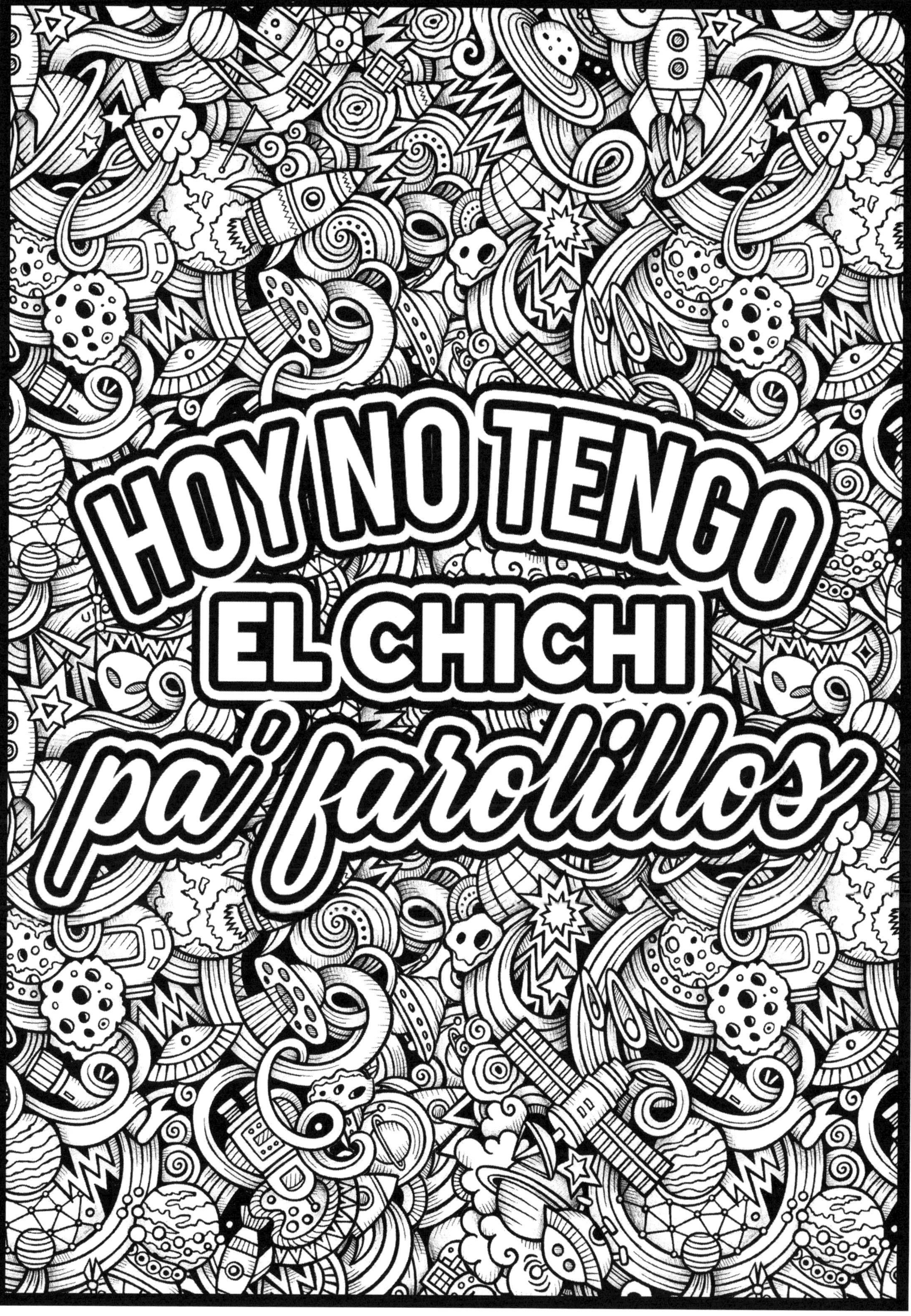

HOY NO TENGO
EL CHICHI
pa' farolillos

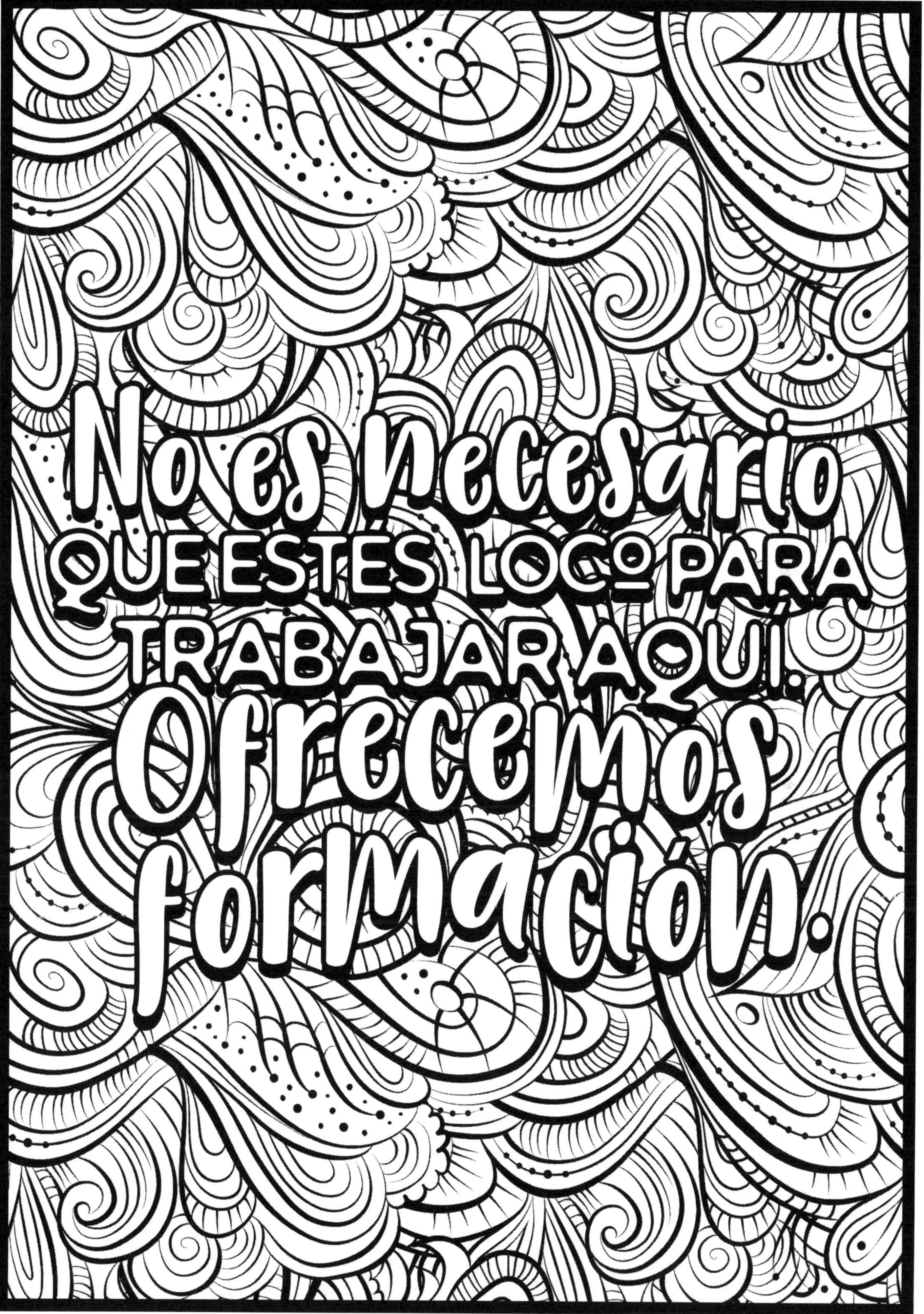

No es necesario
que estes loco para
trabajar aqui.
Ofrecemos
formación.

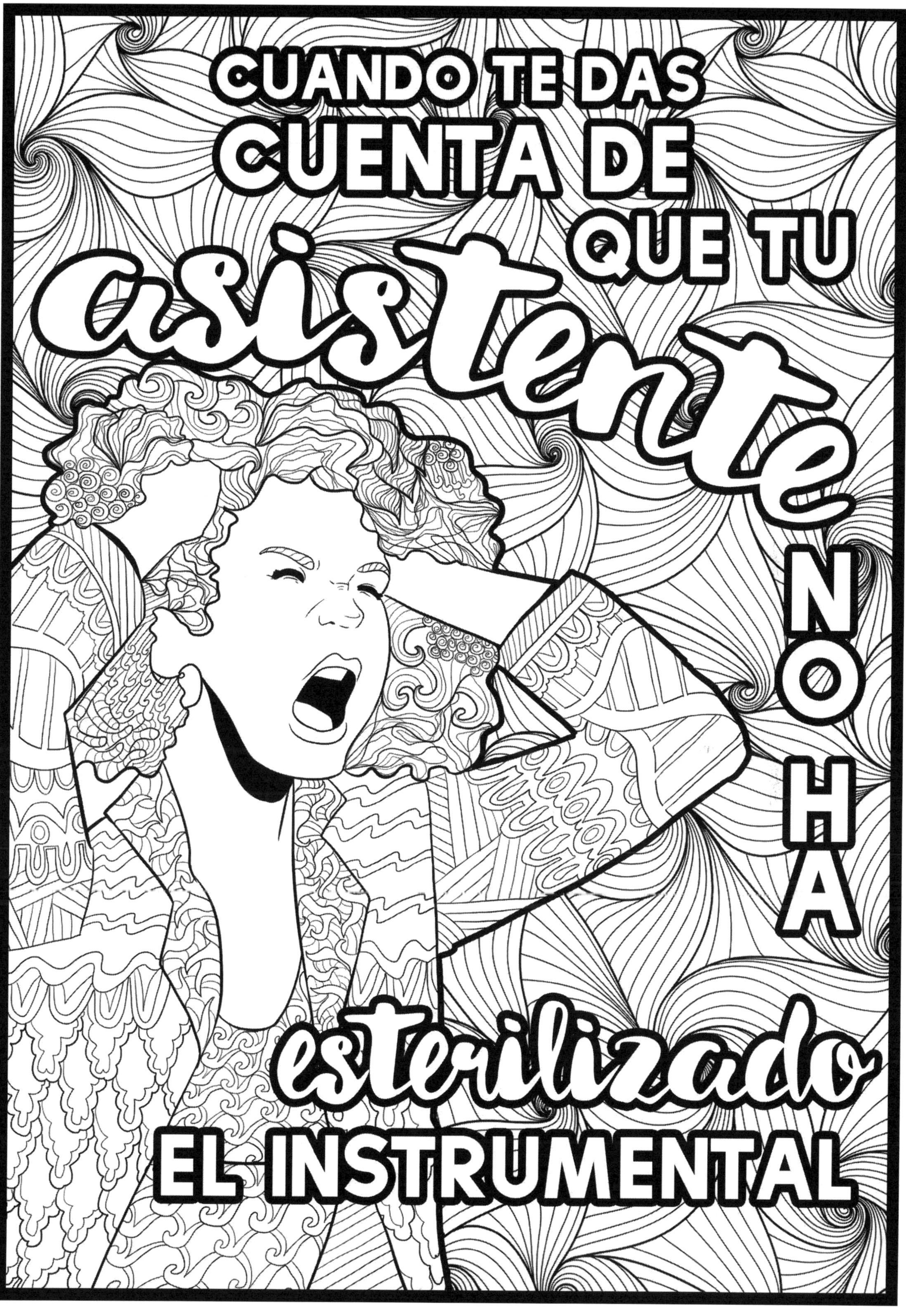

CUANDO TE DAS
CUENTA DE
QUE TU
asistente
NO HA
esterilizado
EL INSTRUMENTAL

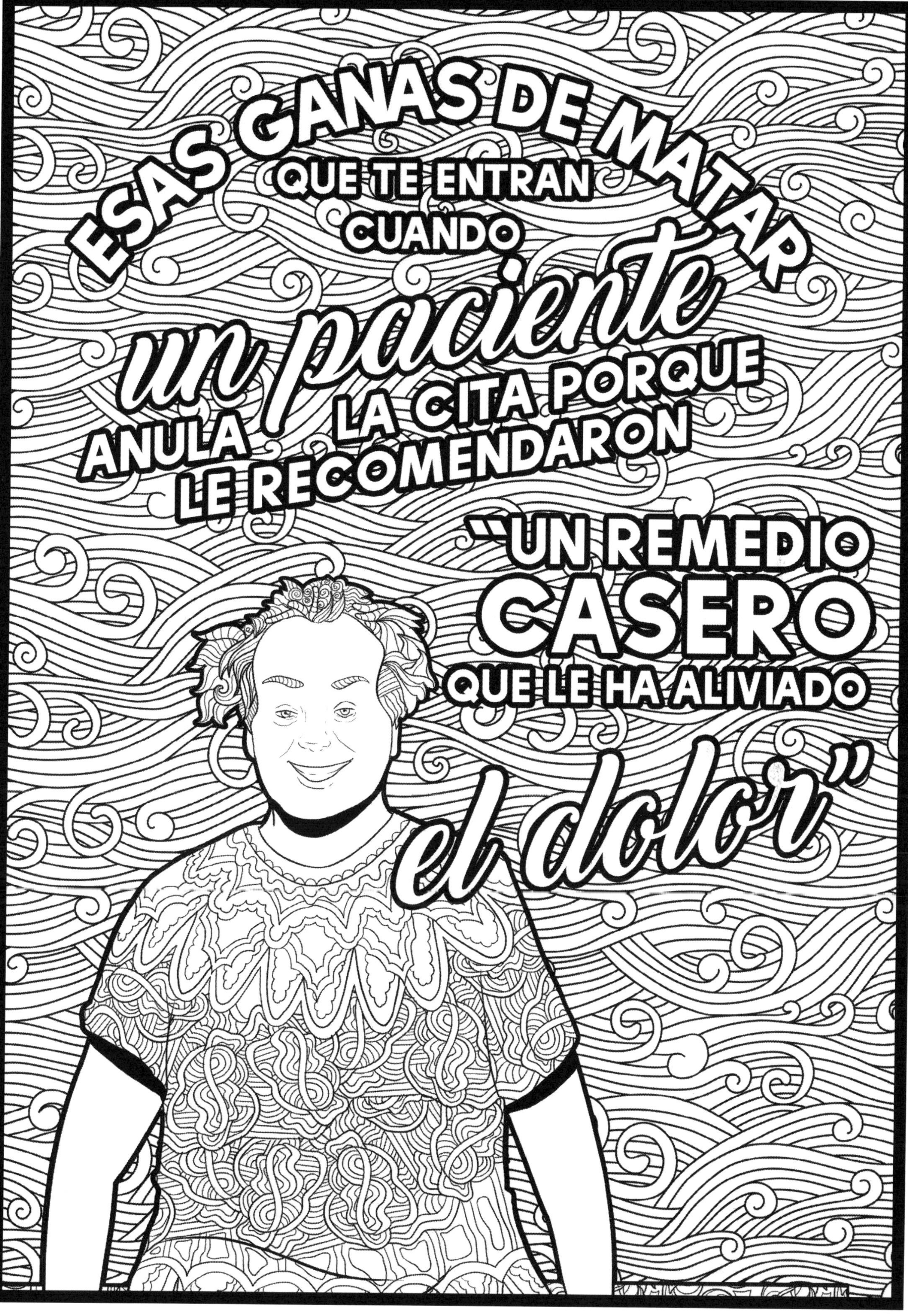

ESAS GANAS DE MATAR
QUE TE ENTRAN
CUANDO
un paciente
ANULA LA CITA PORQUE
LE RECOMENDARON
"UN REMEDIO
CASERO
QUE LE HA ALIVIADO
el dolor"

JUANITO TIENE 12 CARAMELOS Y SE COME 10.
¿Qué tiene Juanito?

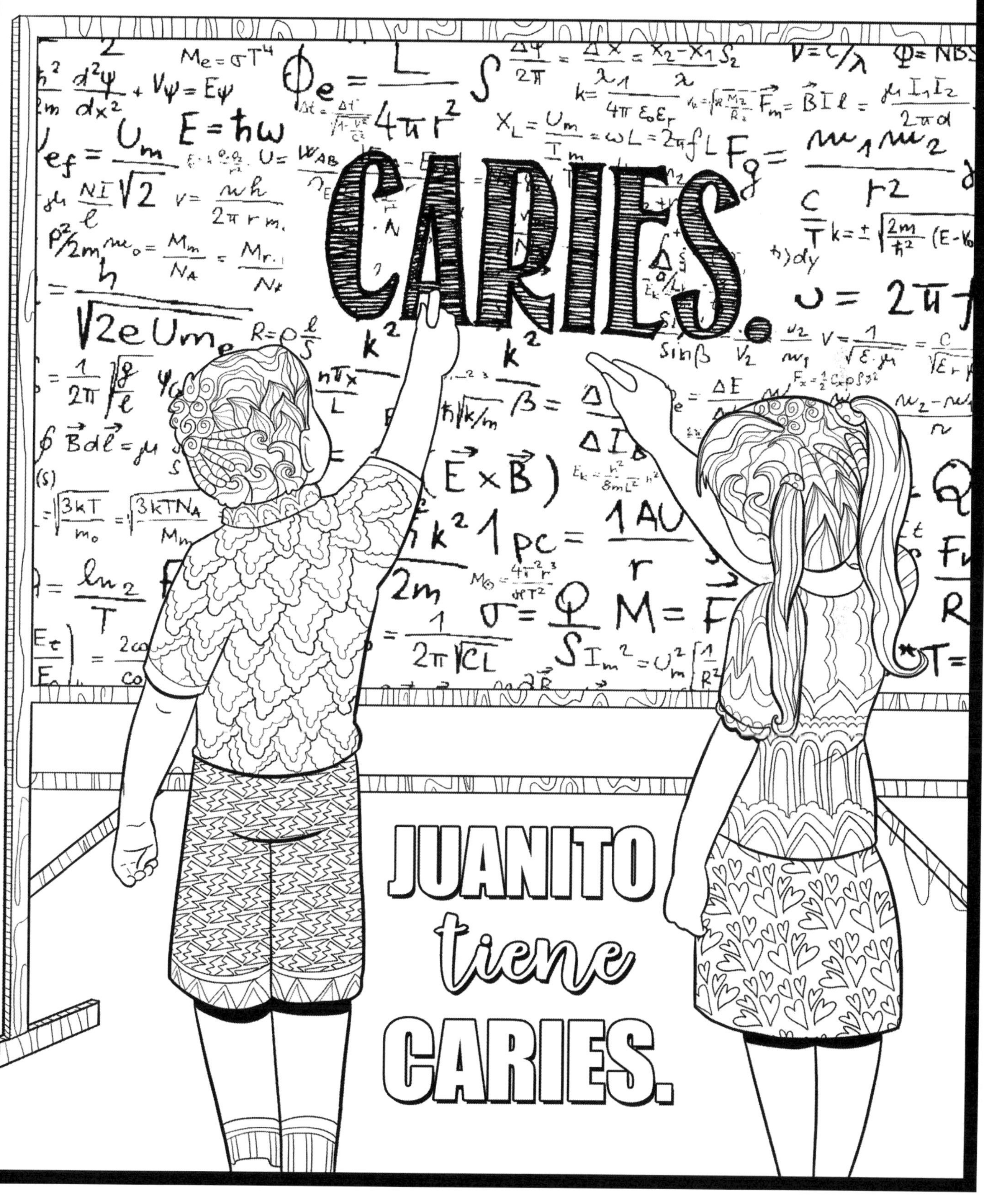

CARIES.
JUANITO tiene CARIES.

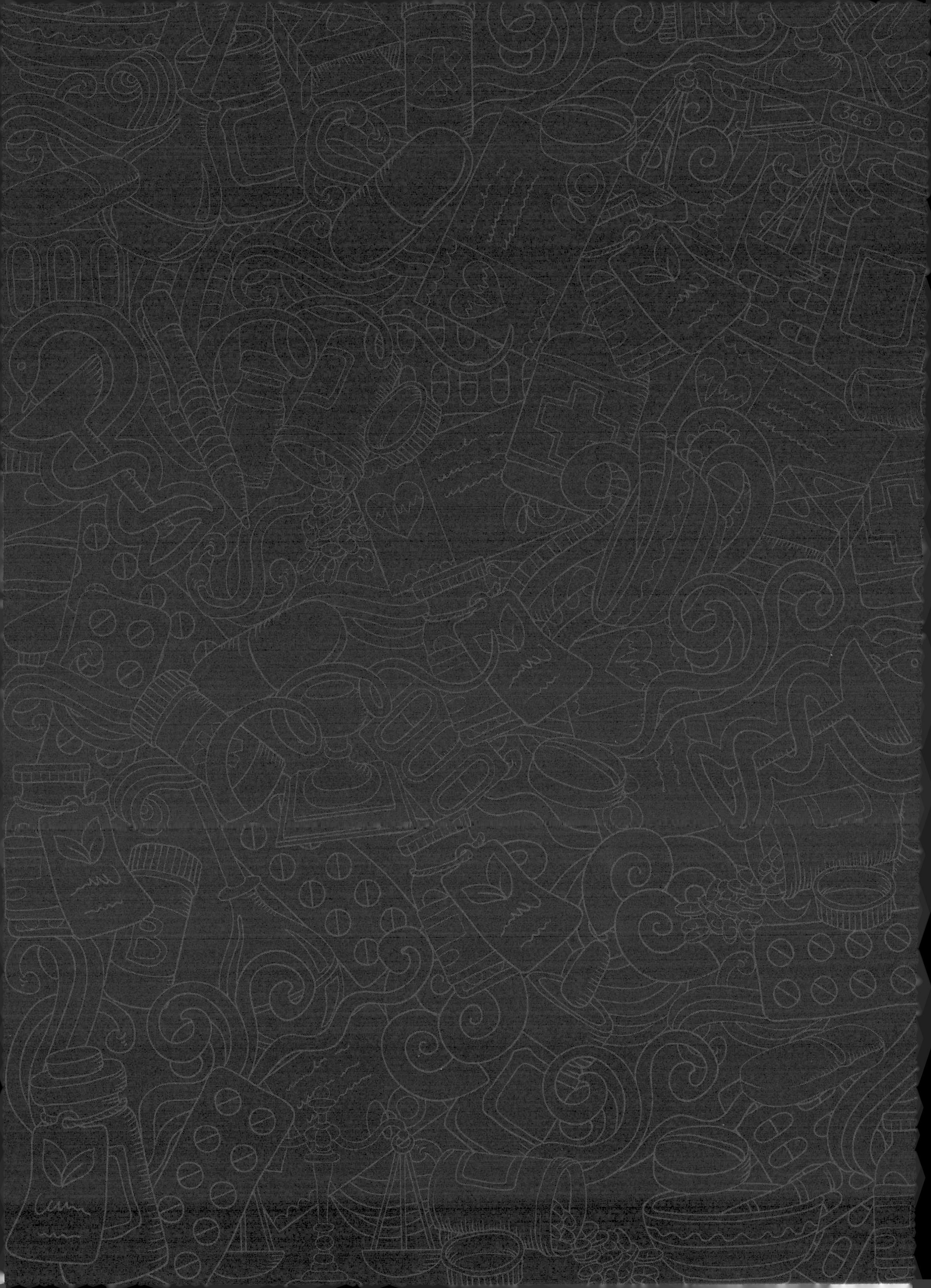

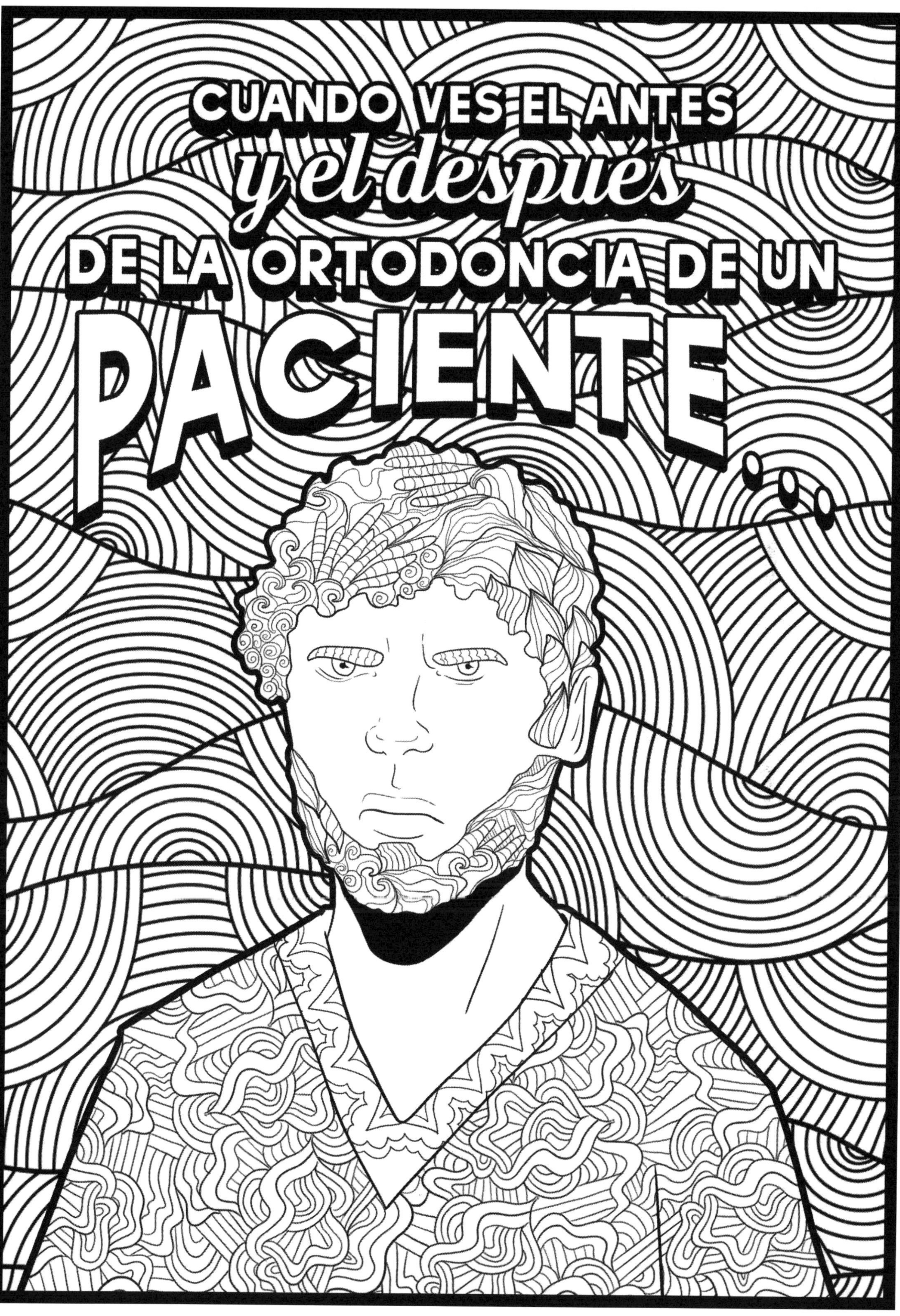

CUANDO VES EL ANTES
y el después
DE LA ORTODONCIA DE UN
PACIENTE

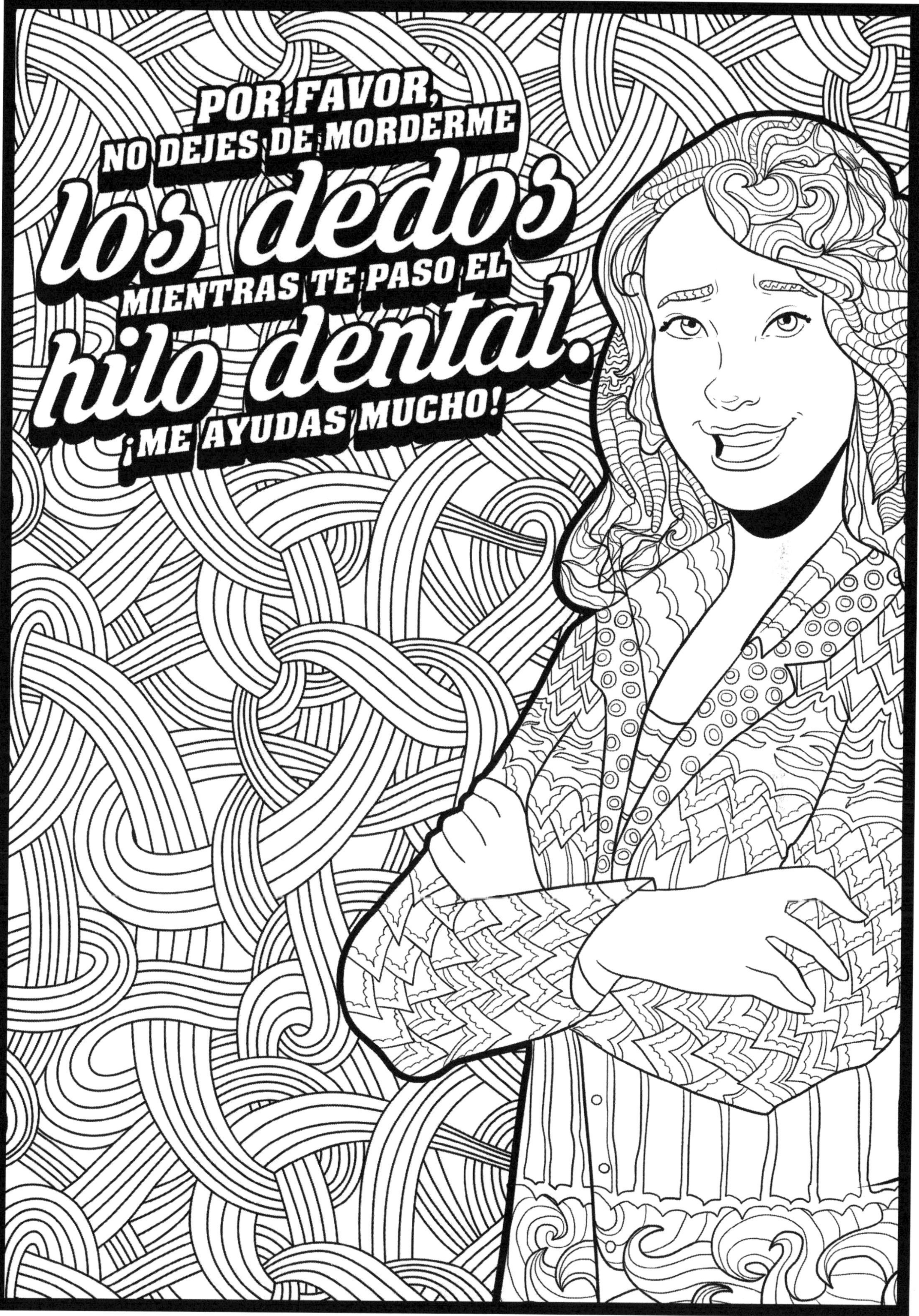
POR FAVOR,
NO DEJES DE MORDERME
los dedos
MIENTRAS TE PASO EL
hilo dental.
¡ME AYUDAS MUCHO!

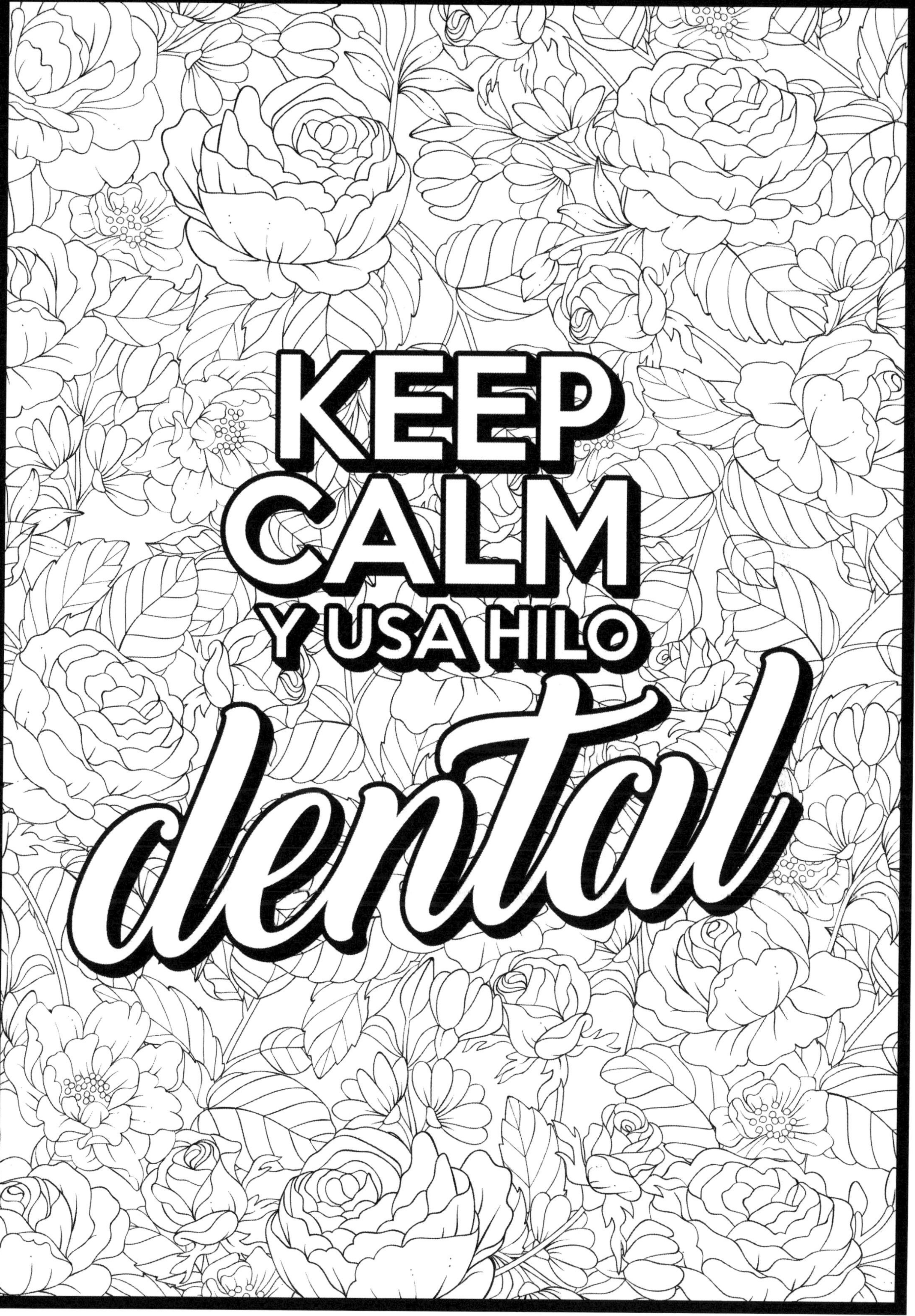

KEEP
CALM
Y USA HILO
dental

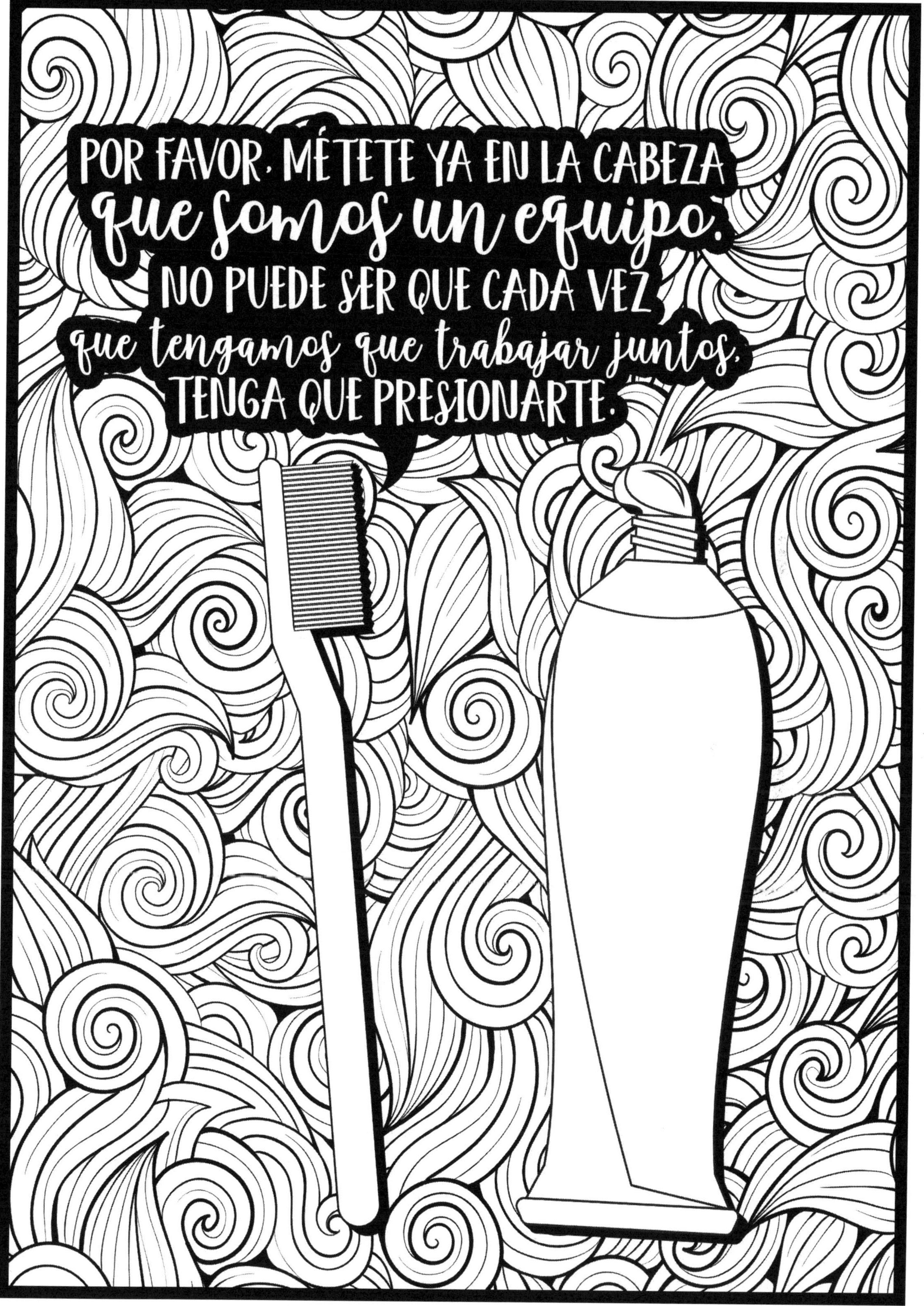

POR FAVOR, MÉTETE YA EN LA CABEZA
que somos un equipo.
NO PUEDE SER QUE CADA VEZ
que tengamos que trabajar juntos,
TENGA QUE PRESIONARTE.

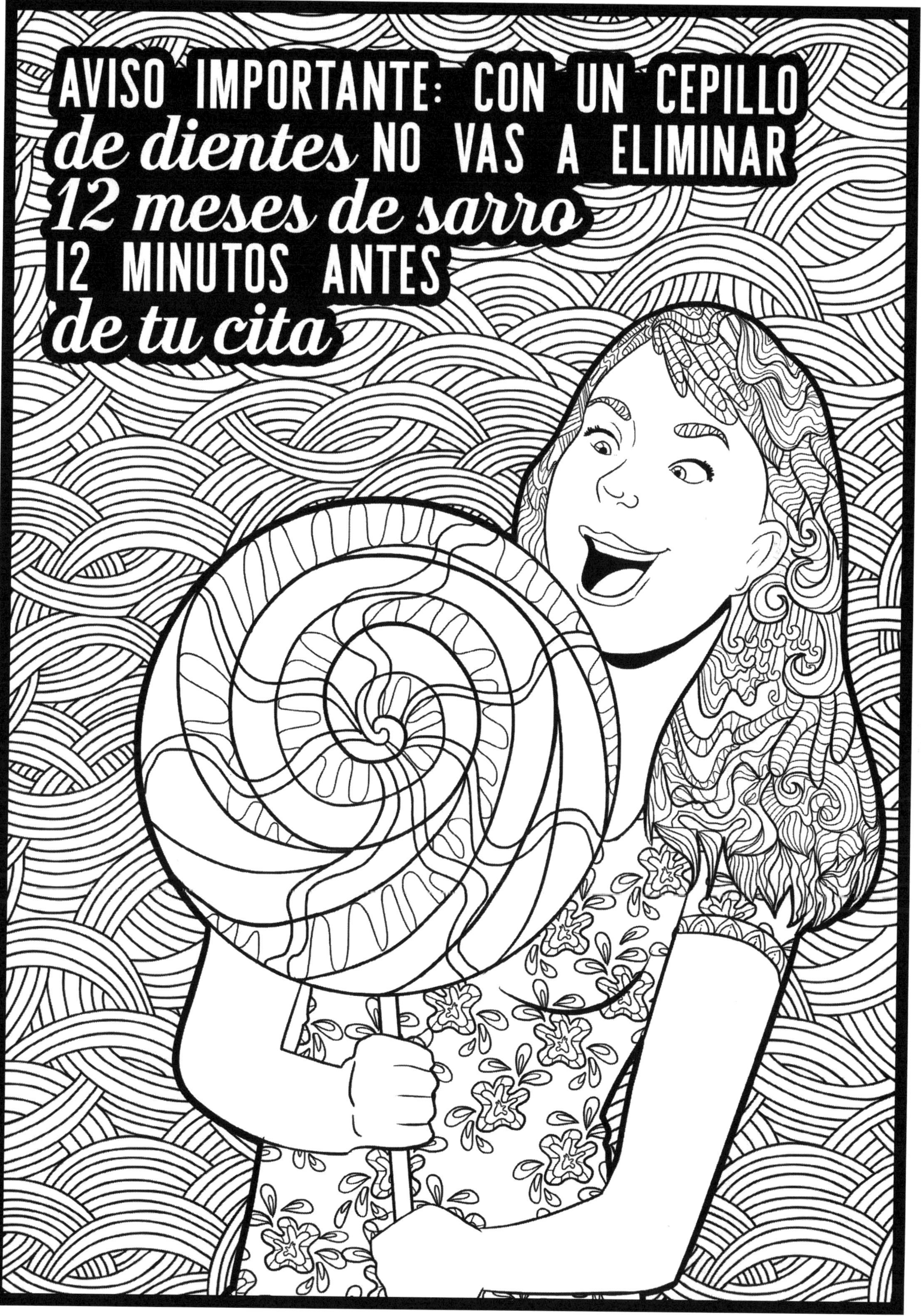

AVISO IMPORTANTE: CON UN CEPILLO
de dientes NO VAS A ELIMINAR
12 meses de sarro
12 MINUTOS ANTES
de tu cita

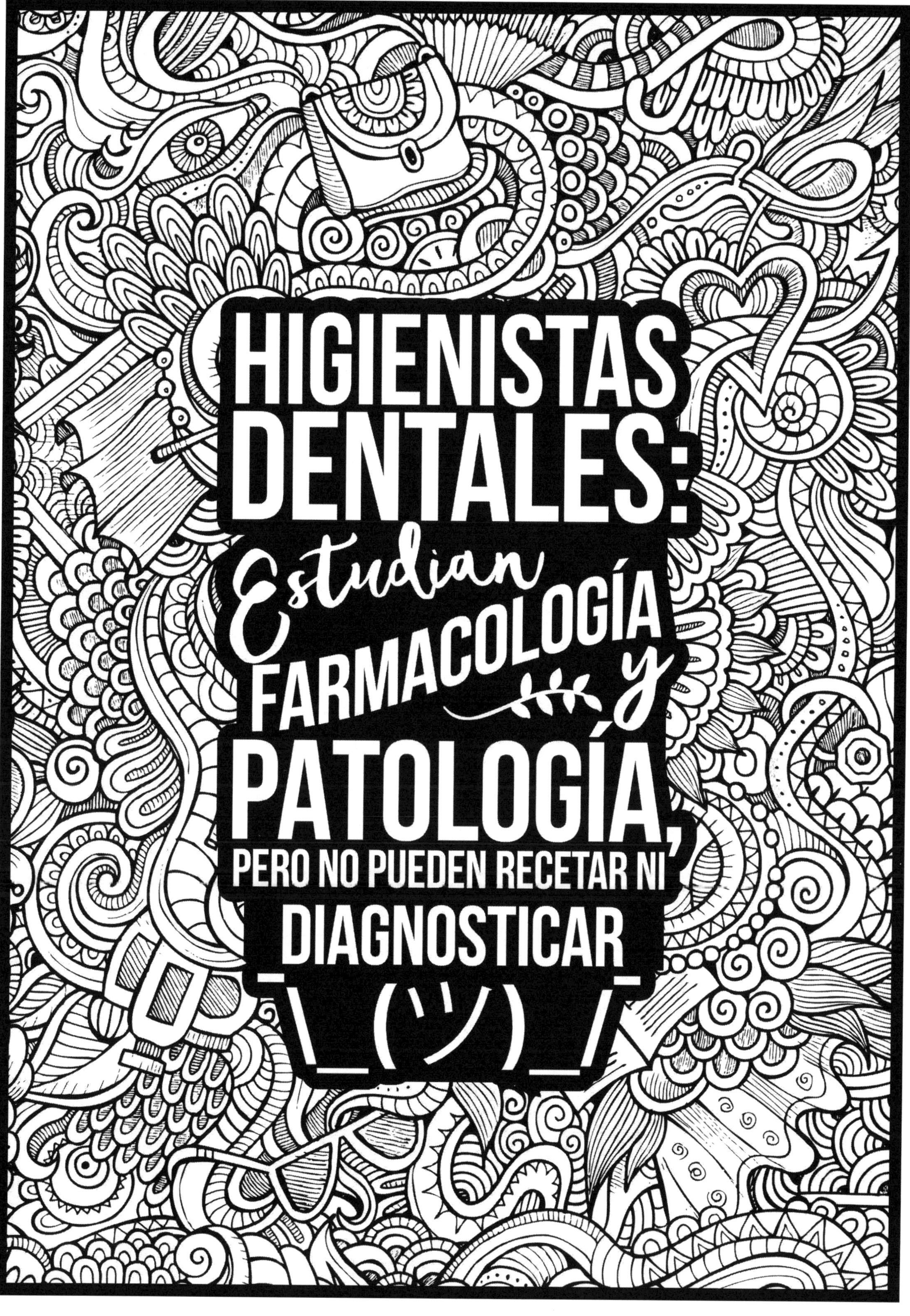

HIGIENISTAS DENTALES:
Estudian
FARMACOLOGÍA y
PATOLOGÍA,
PERO NO PUEDEN RECETAR NI
DIAGNOSTICAR
¯_(ツ)_/¯

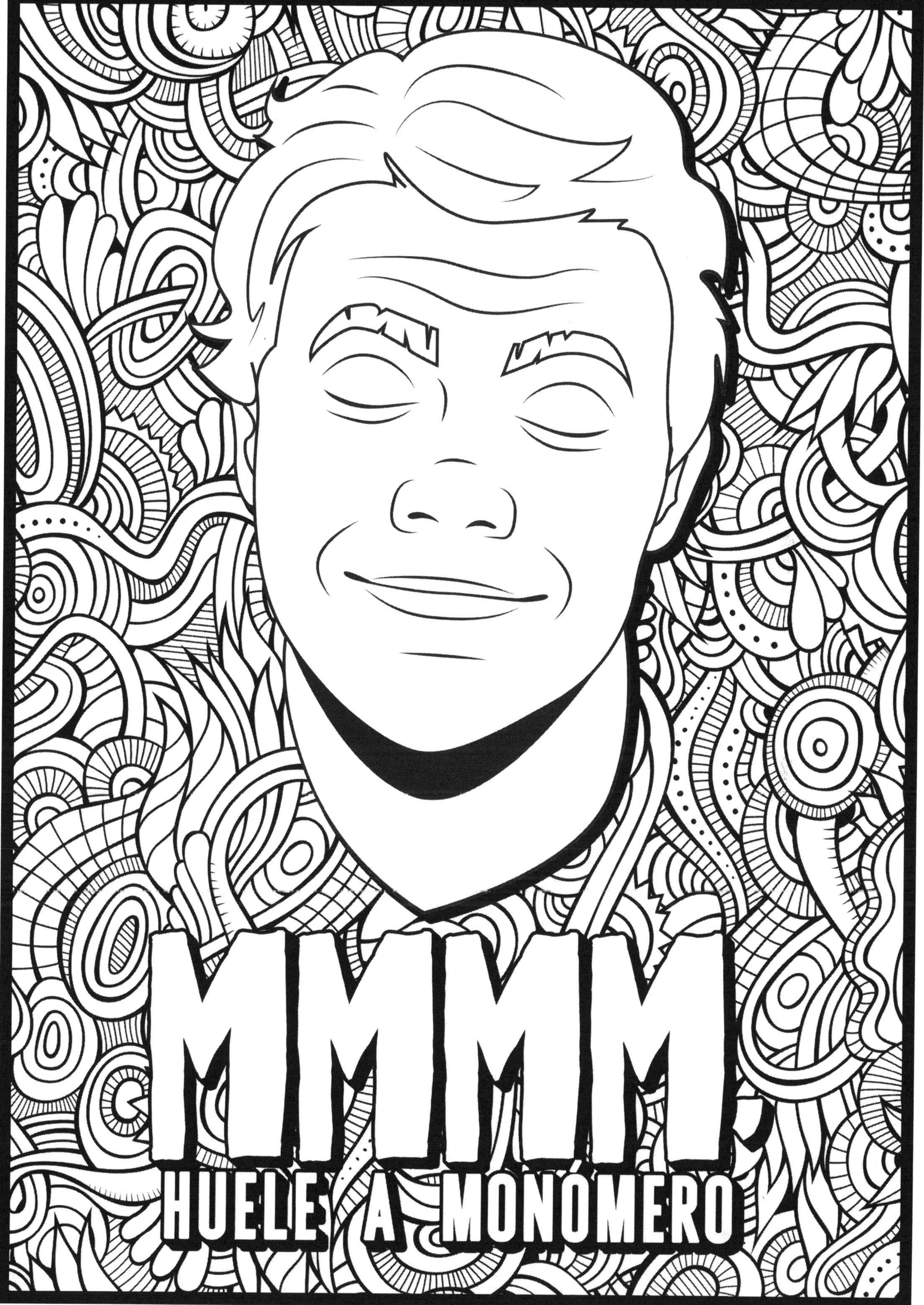
MMMM
HUELE A MONÓMERO

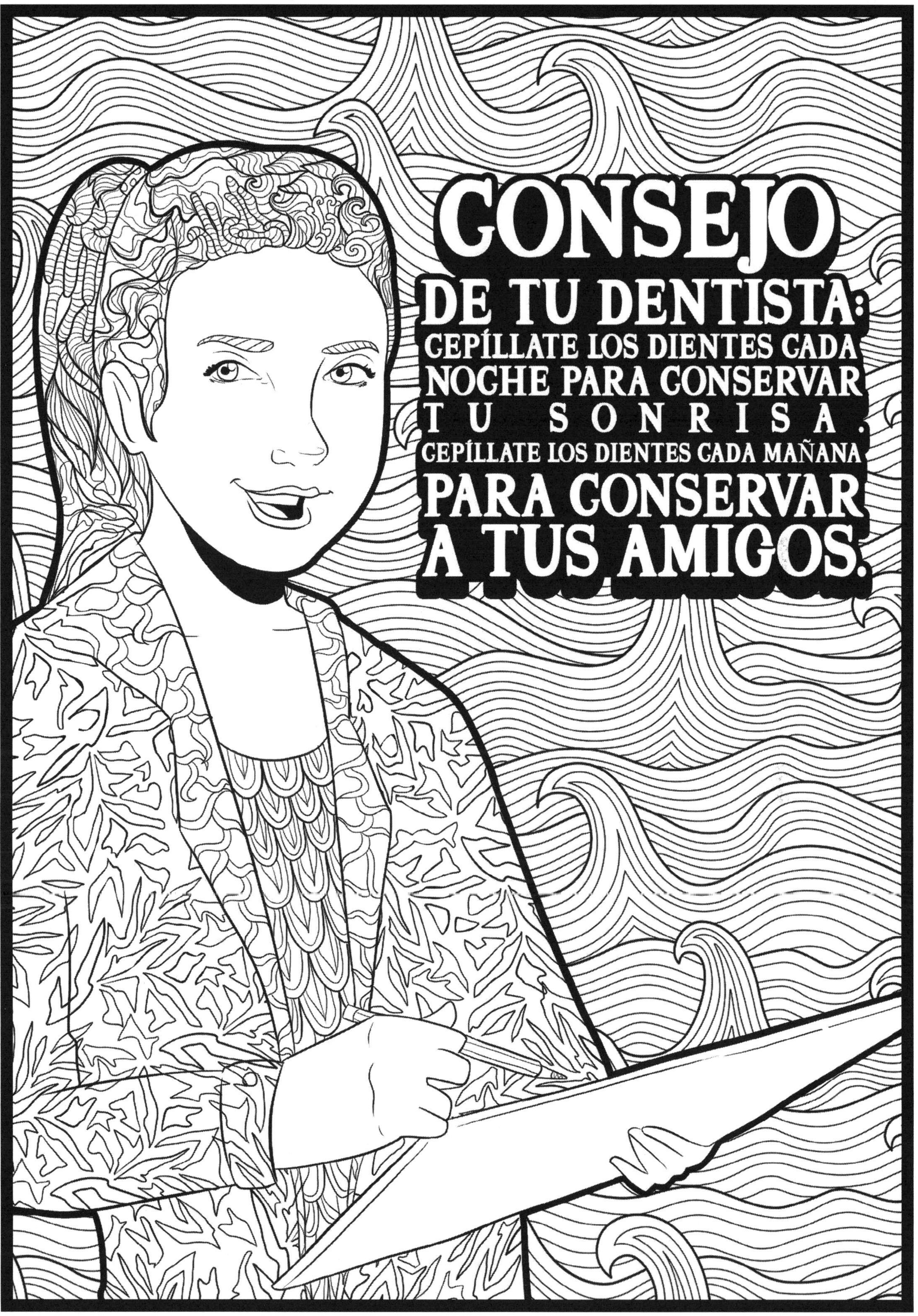

CONSEJO
DE TU DENTISTA:
CEPÍLLATE LOS DIENTES CADA
NOCHE PARA CONSERVAR
TU SONRISA.
CEPÍLLATE LOS DIENTES CADA MAÑANA
PARA CONSERVAR
A TUS AMIGOS.

LA VIDA
EN BATA,
LA VIDA
mejor

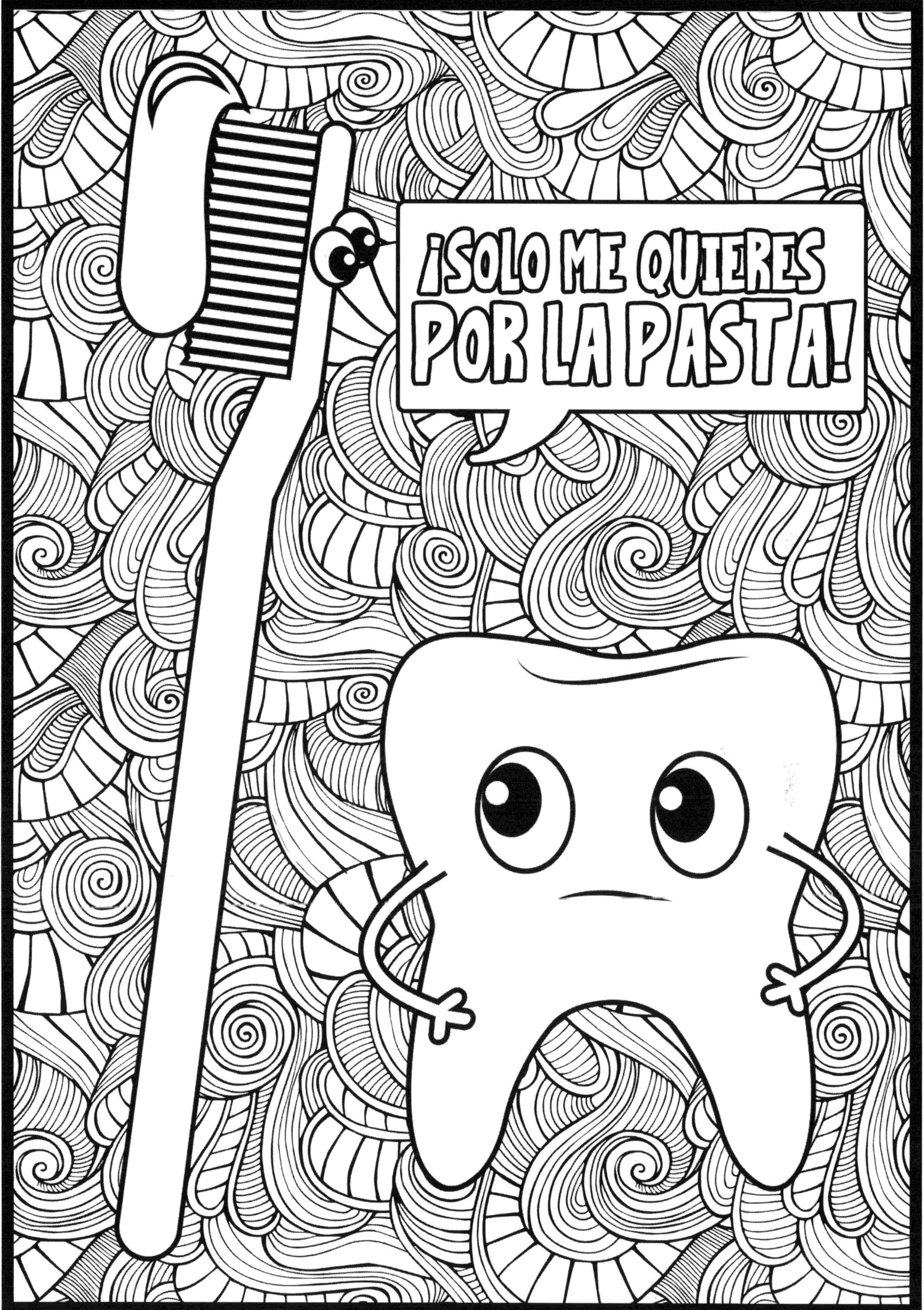
¡SOLO ME QUIERES POR LA PASTA!

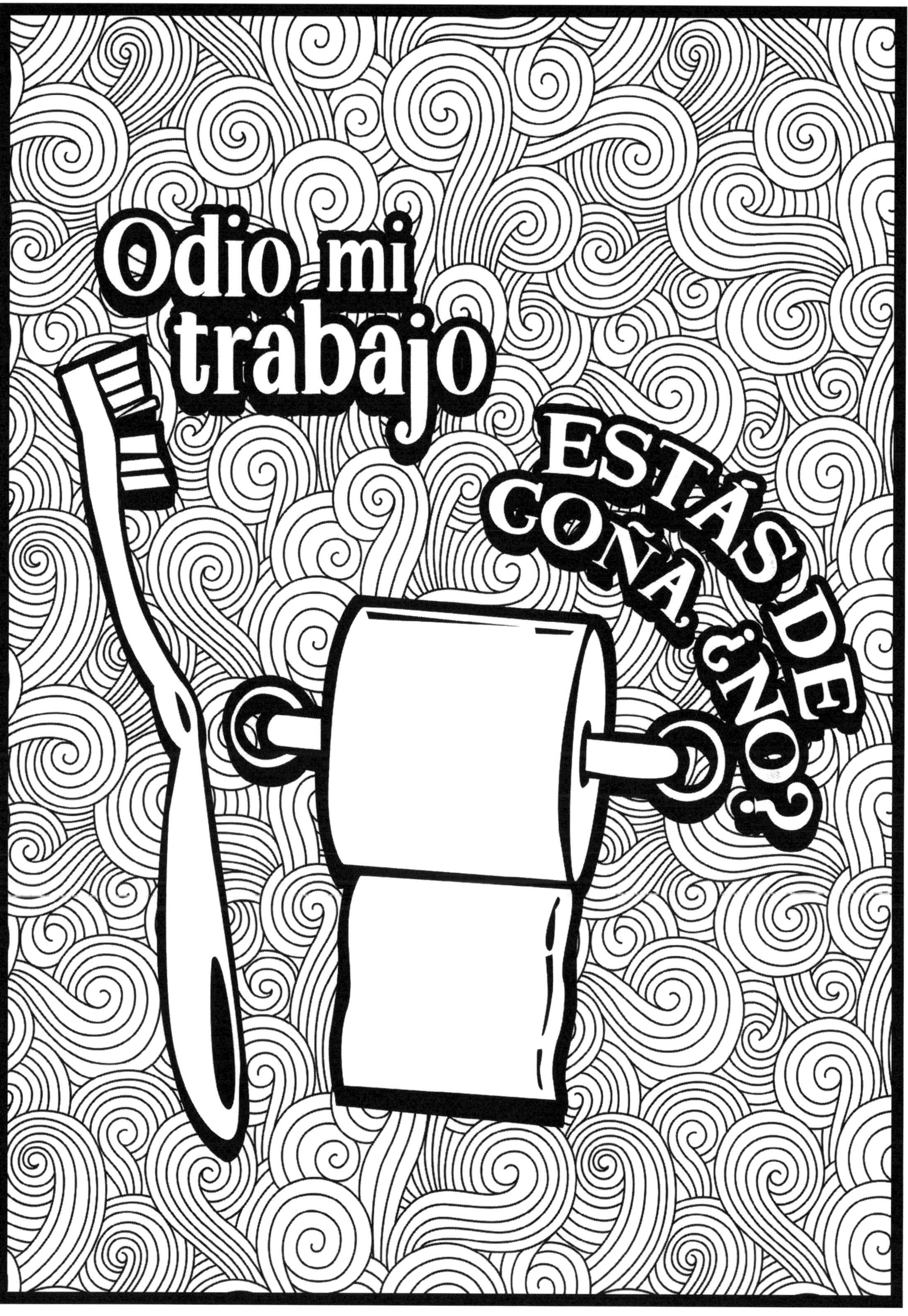

Odio mi trabajo
ESTÁS DE COÑA ¿NO?

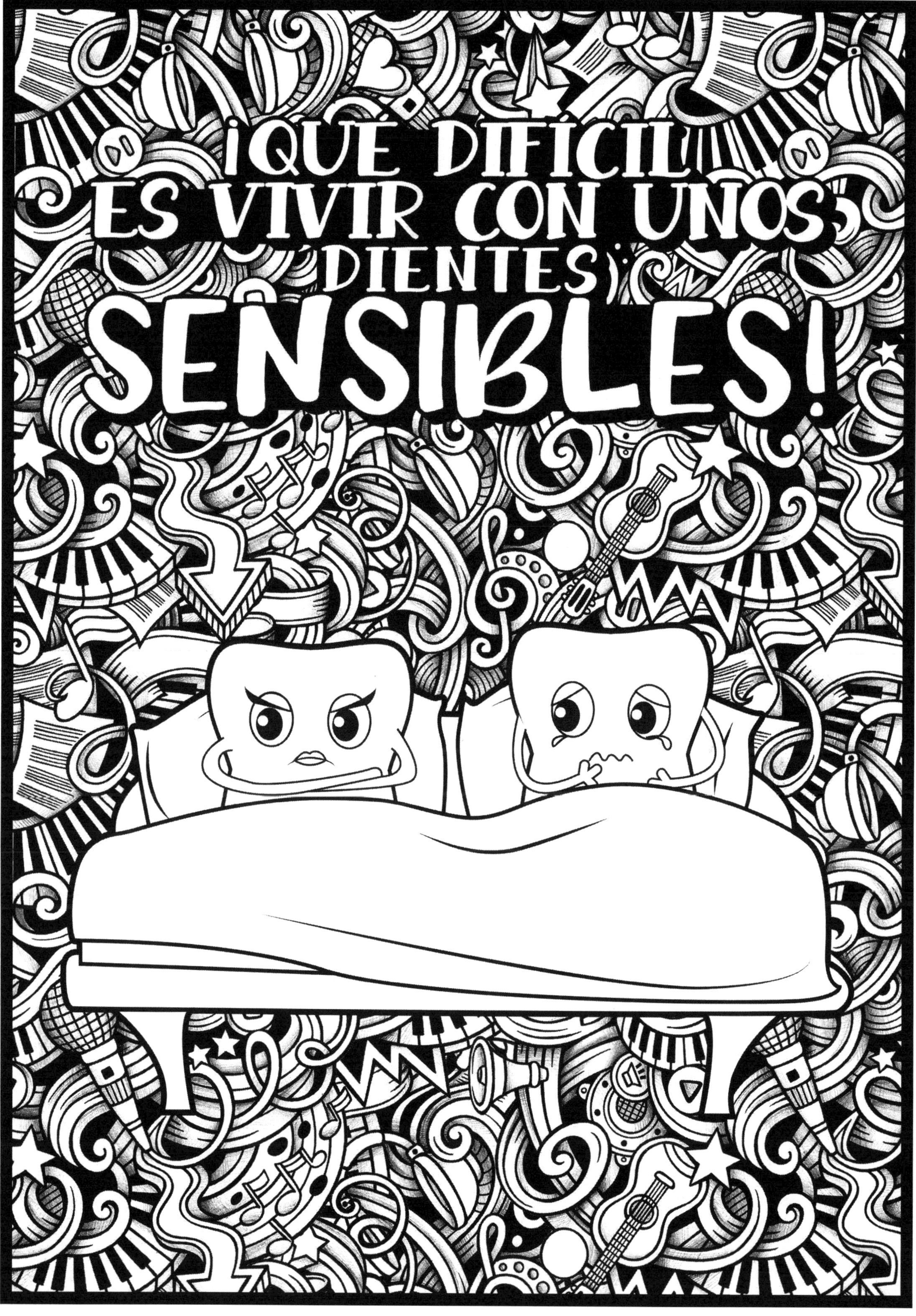

¡QUÉ DIFÍCIL ES VIVIR CON UNOS DIENTES SENSIBLES!

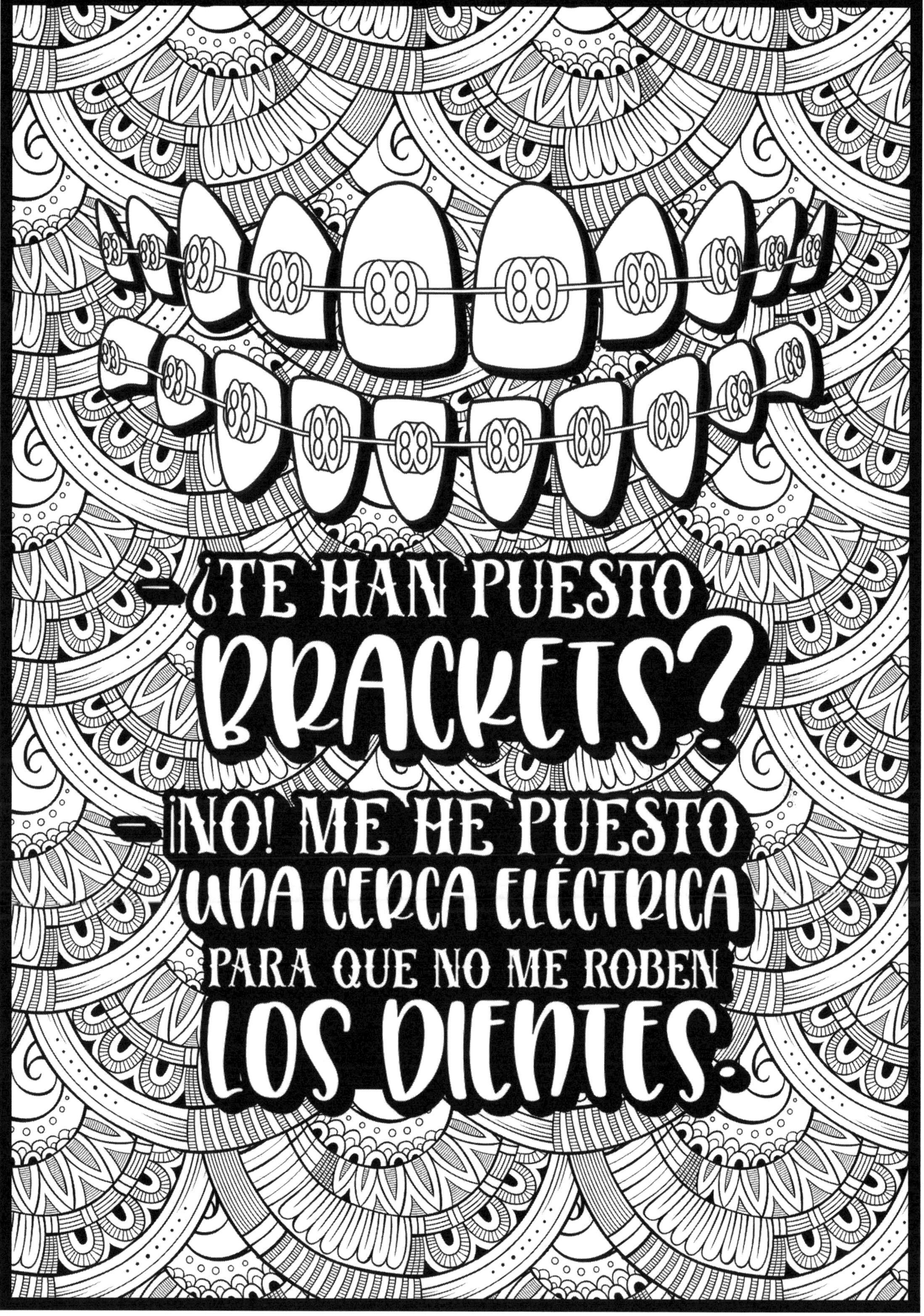
¿TE HAN PUESTO BRACKETS?
¡NO! ME HE PUESTO UNA CERCA ELÉCTRICA PARA QUE NO ME ROBEN LOS DIENTES.

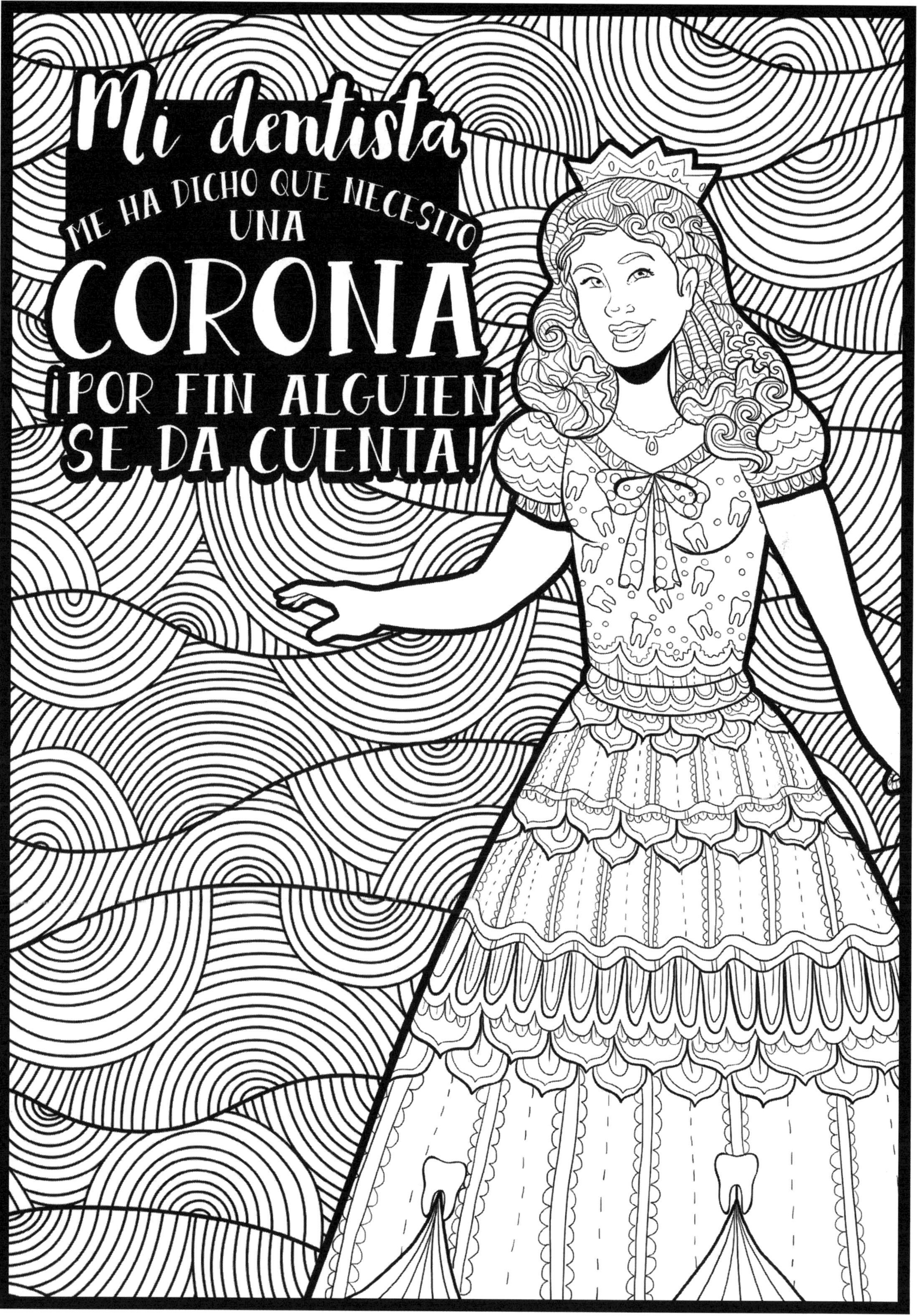

Mi dentista
ME HA DICHO QUE NECESITO
UNA
CORONA
¡POR FIN ALGUIEN
SE DA CUENTA!

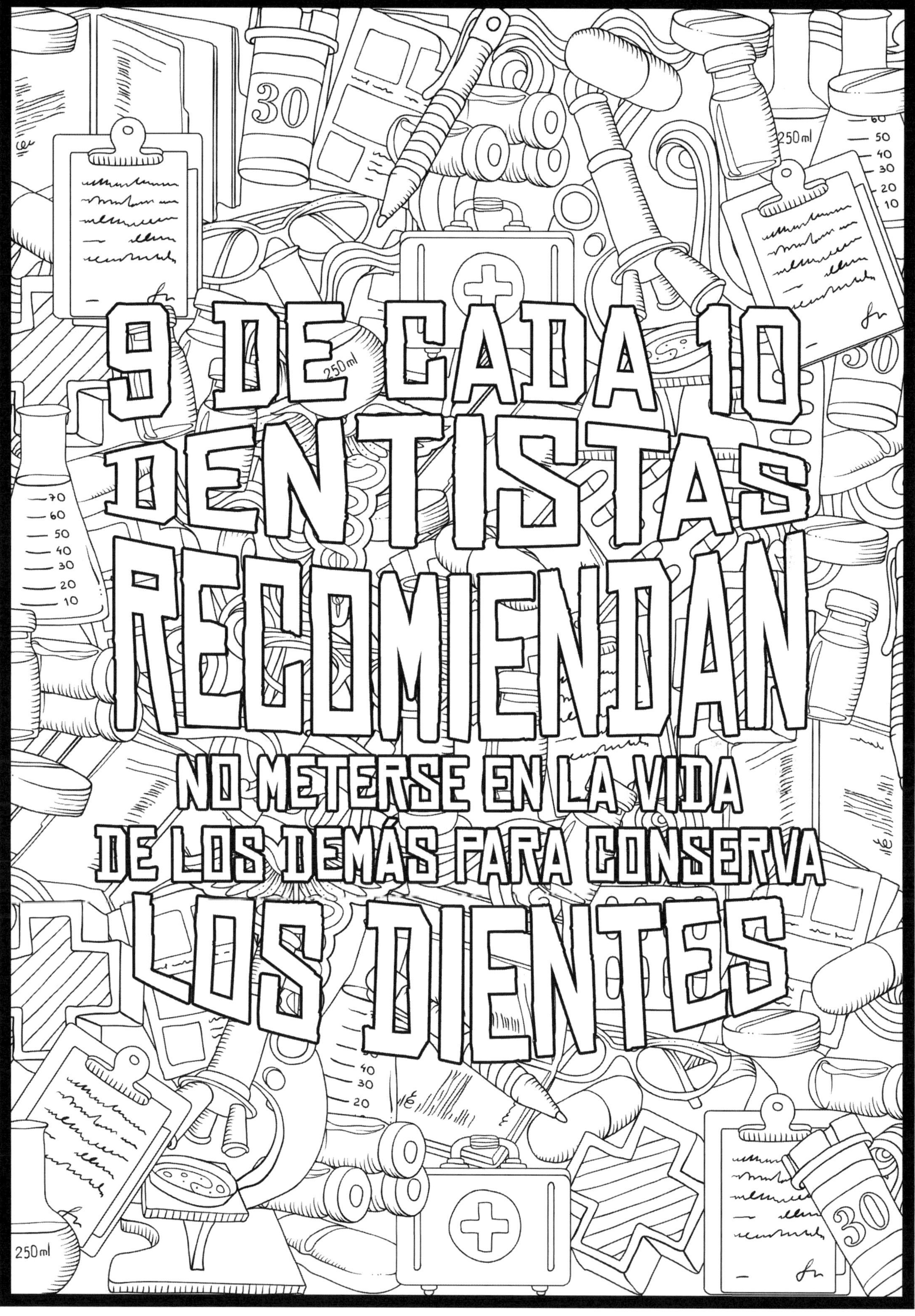

9 DE CADA 10
DENTISTAS
RECOMIENDAN
NO METERSE EN LA VIDA
DE LOS DEMÁS PARA CONSERVA
LOS DIENTES

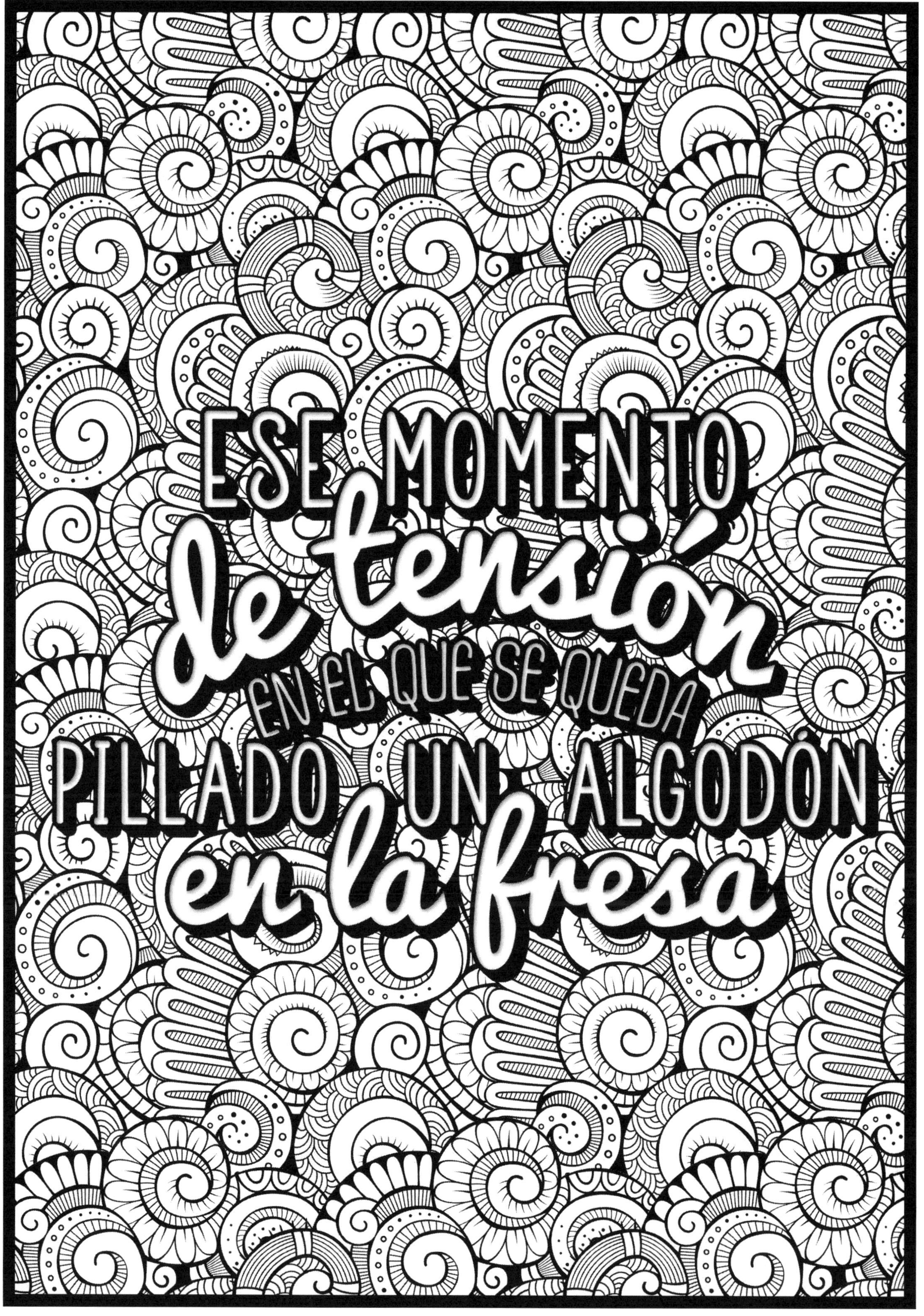

ESE MOMENTO
de tensión
EN EL QUE SE QUEDA
PILLADO UN ALGODÓN
en la fresa

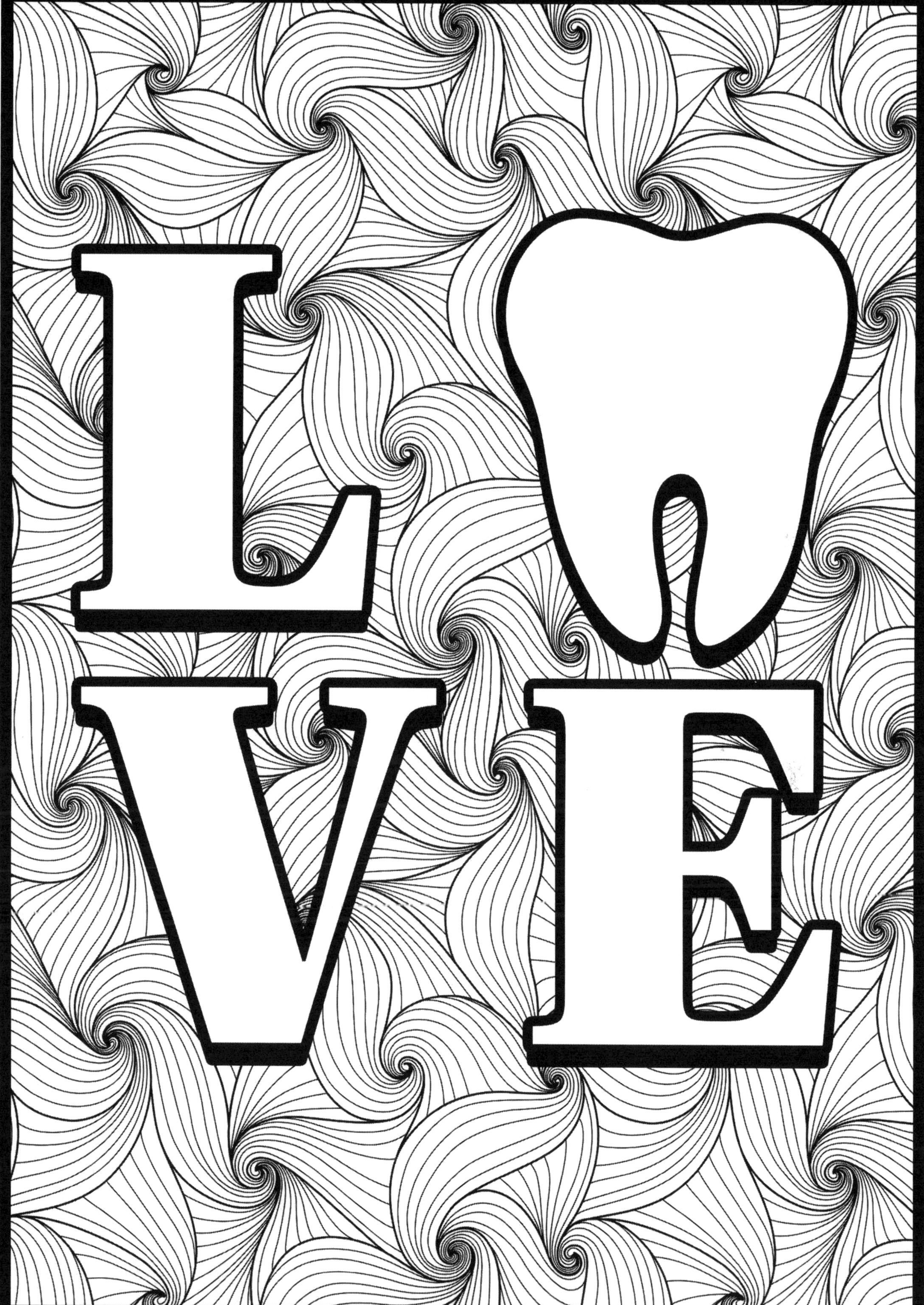

L
O
V
E

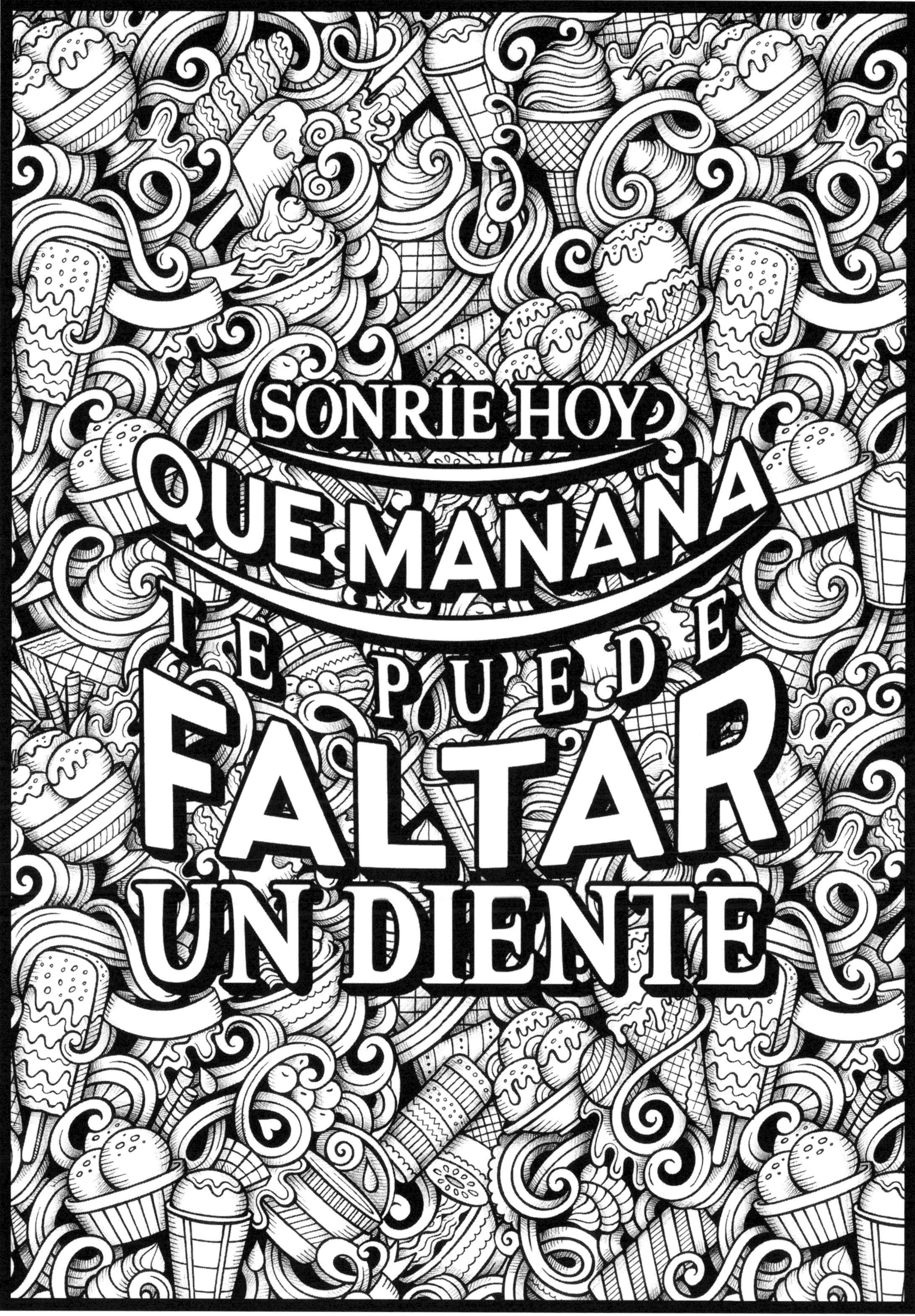

SONRÍE HOY
QUE MAÑANA
TE PUEDE
FALTAR
UN DIENTE

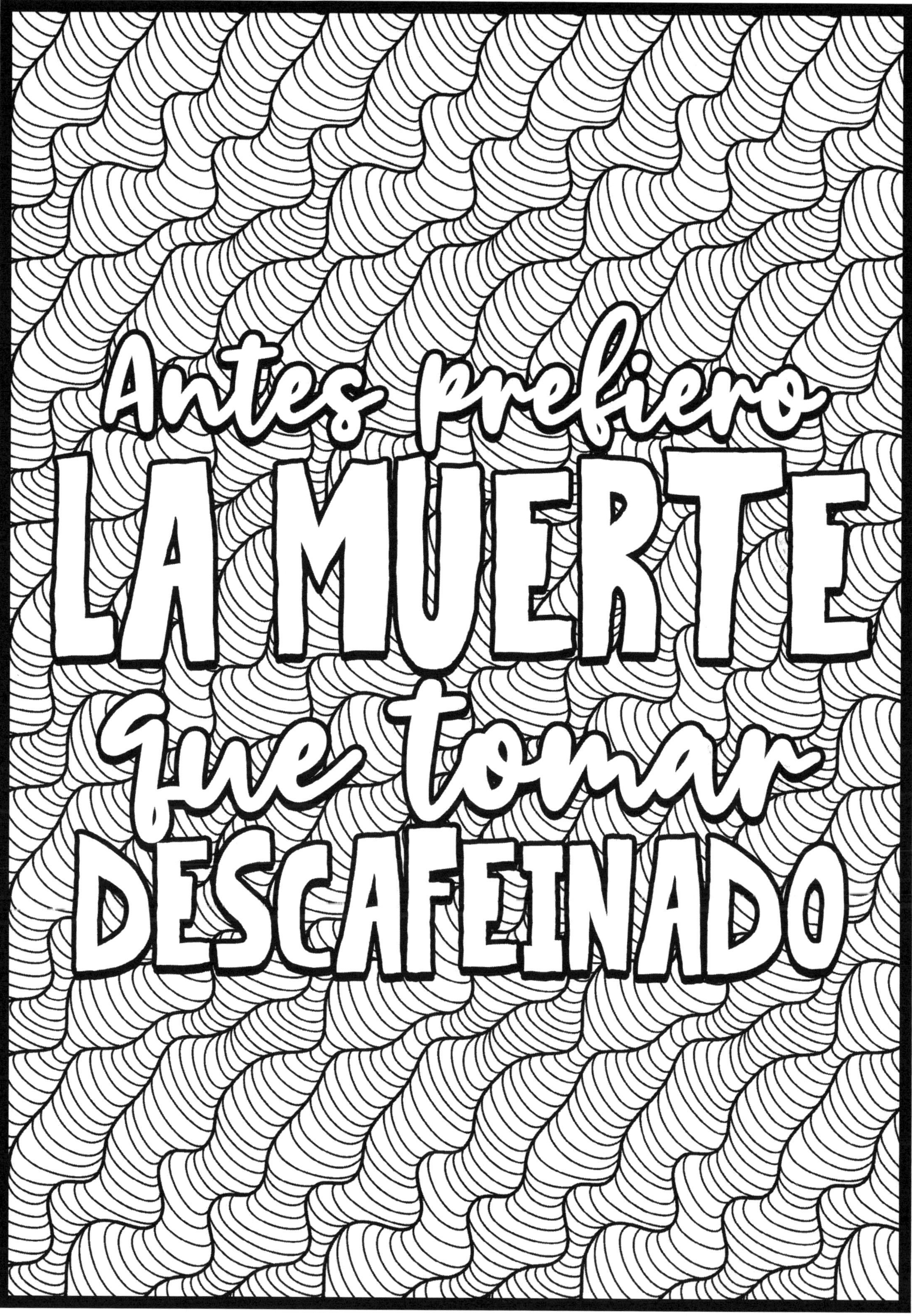

Antes prefiero
LA MUERTE
que tomar
DESCAFEINADO

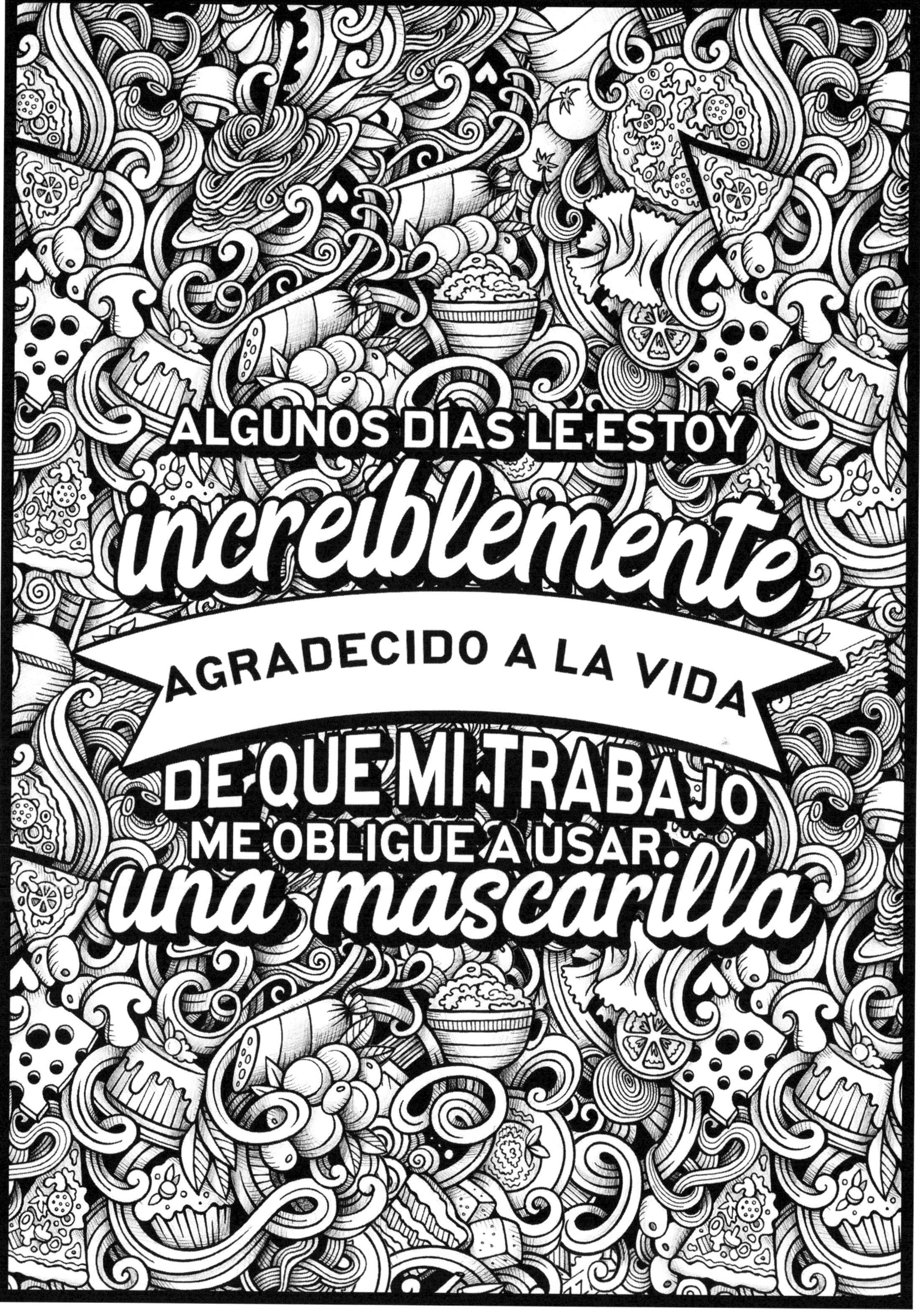

ALGUNOS DÍAS LE ESTOY
increíblemente
AGRADECIDO A LA VIDA
DE QUE MI TRABAJO
ME OBLIGUE A USAR
una mascarilla

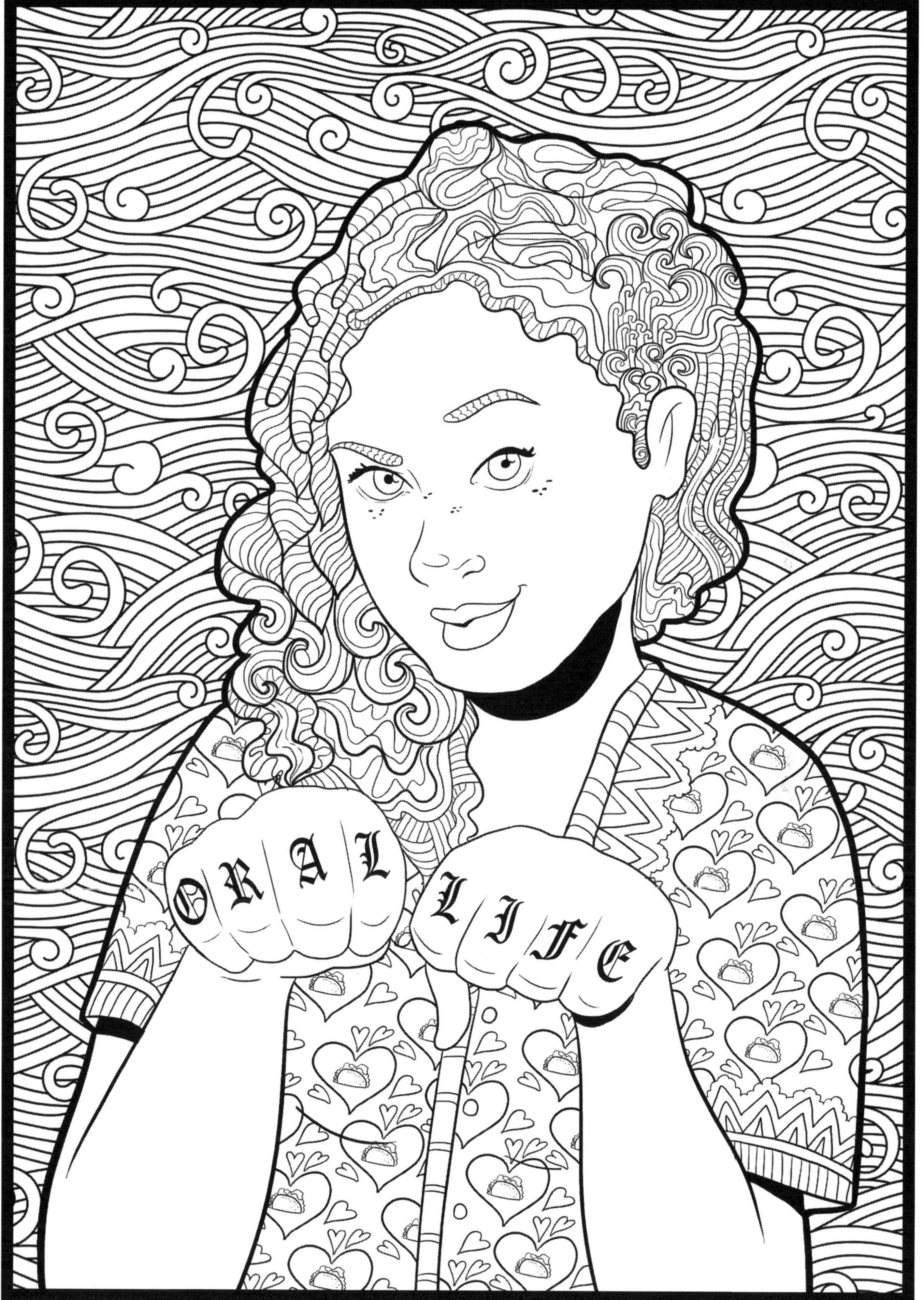
ORAL
LIFE

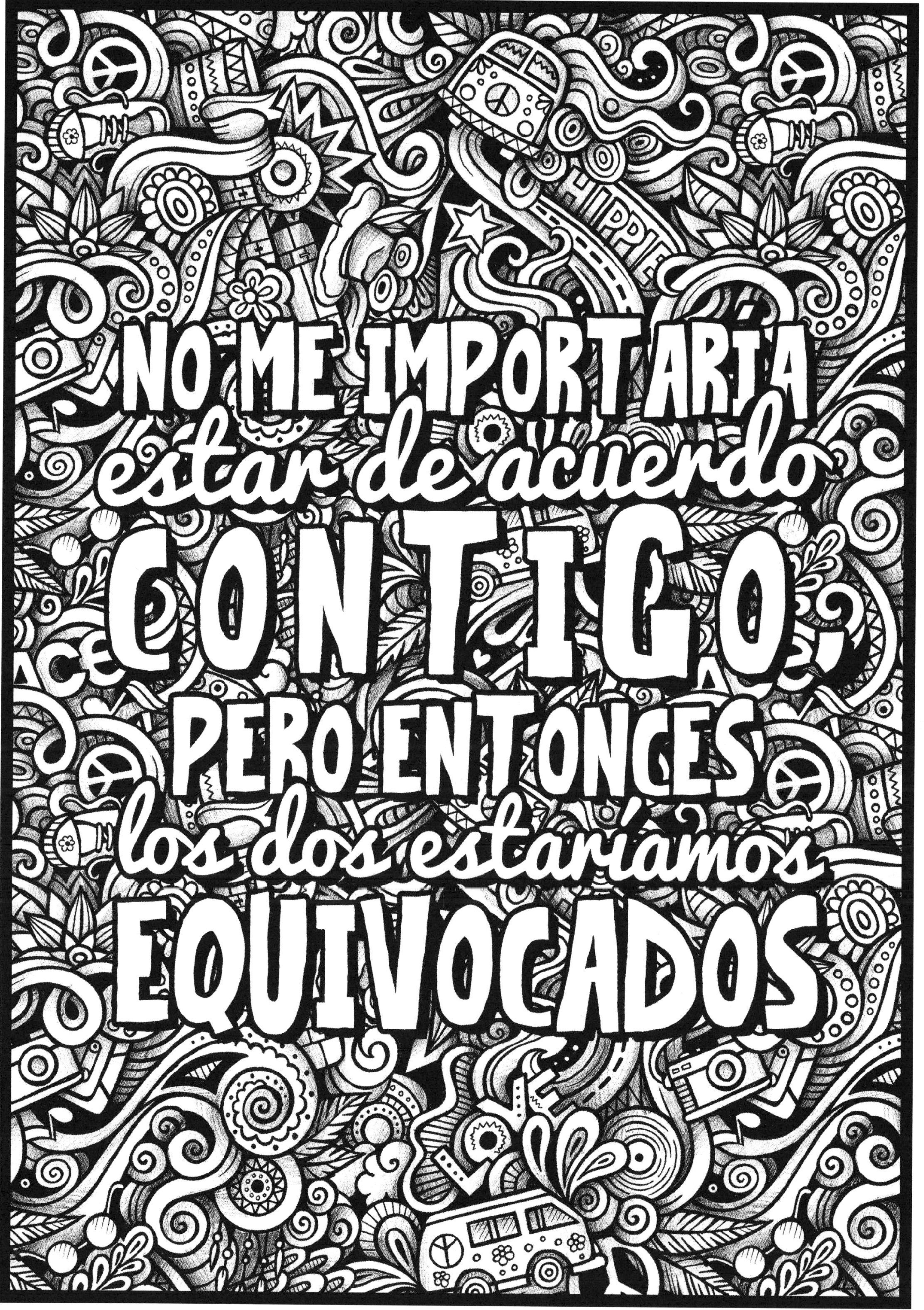

NO ME IMPORTARÍA
estar de acuerdo
CONTIGO
PERO ENTONCES
los dos estaríamos
EQUIVOCADOS

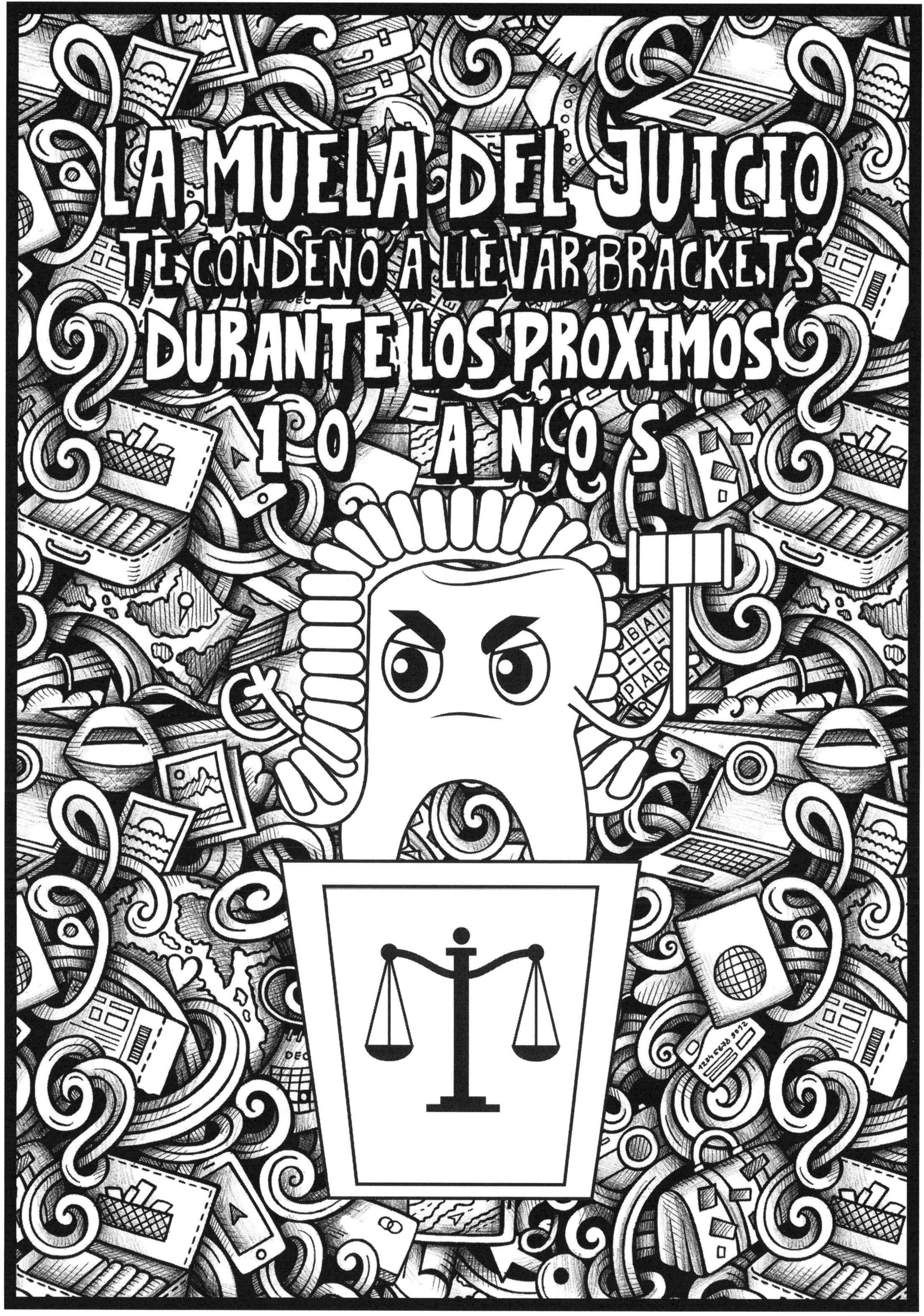

LA MUELA DEL JUICIO
TE CONDENO A LLEVAR BRACKETS
DURANTE LOS PRÓXIMOS
10 AÑOS

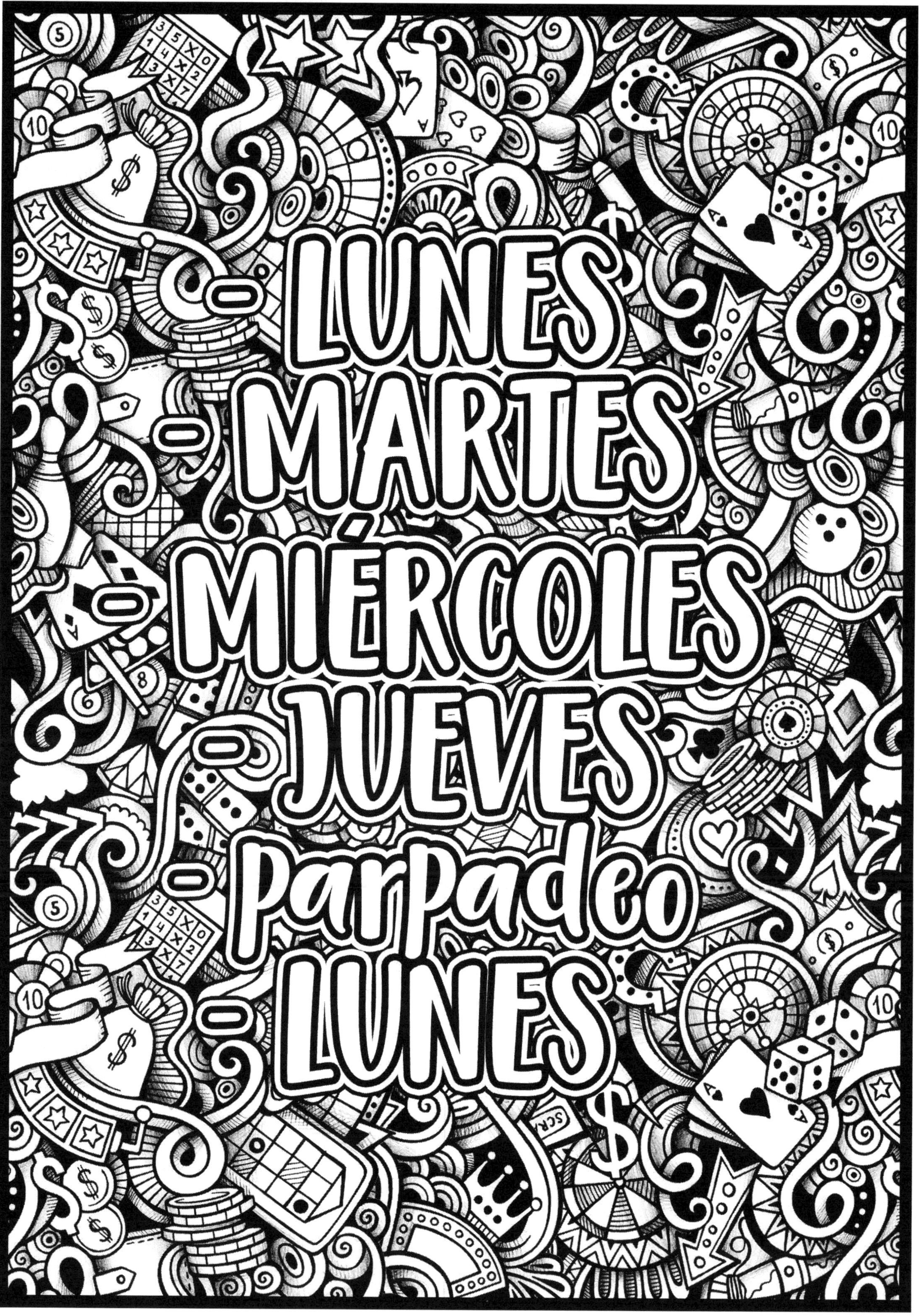

LUNES
MARTES
MIÉRCOLES
JUEVES
Parpadeo
LUNES

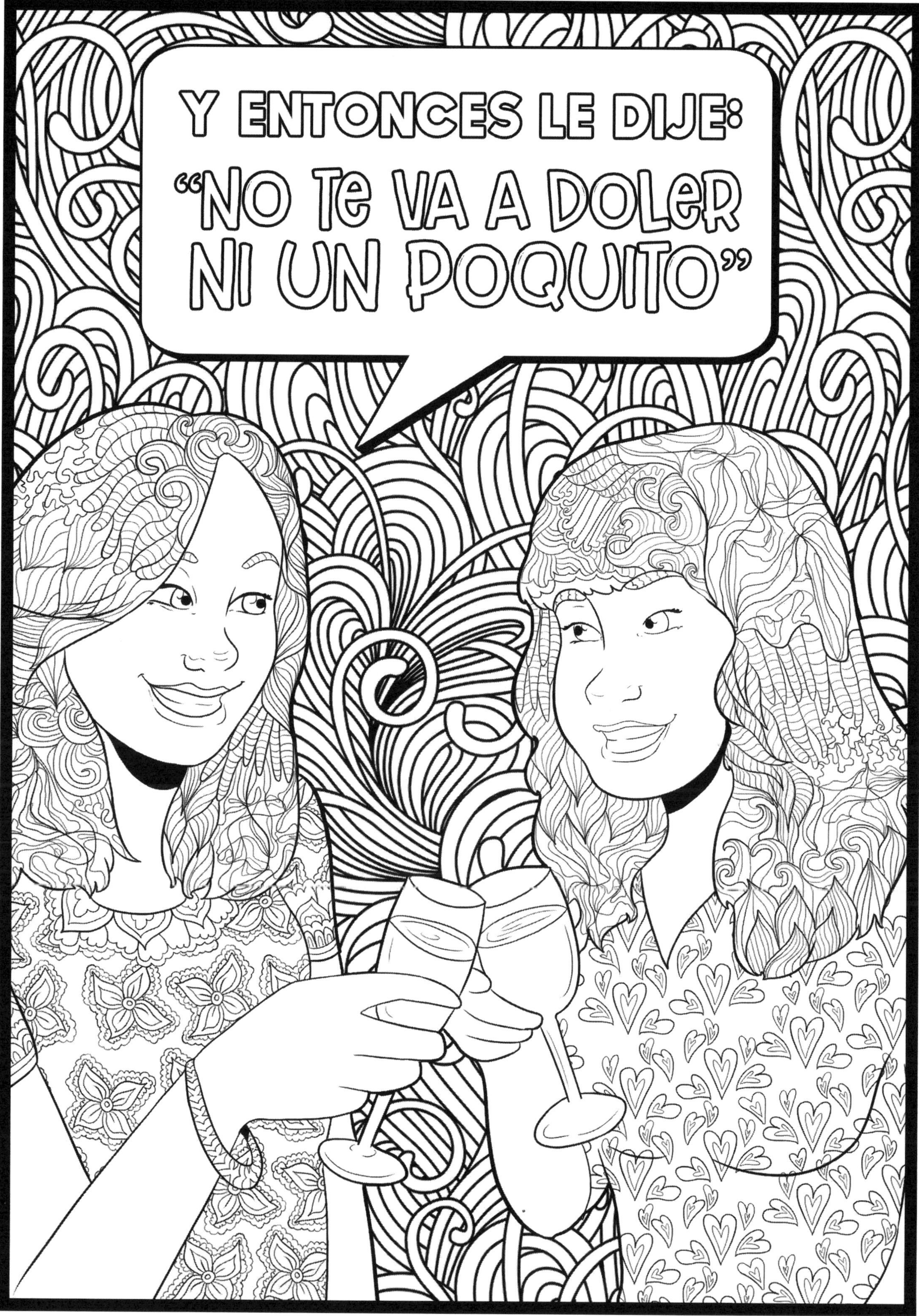

Y ENTONCES LE DIJE:
"NO TE VA A DOLER NI UN POQUITO"

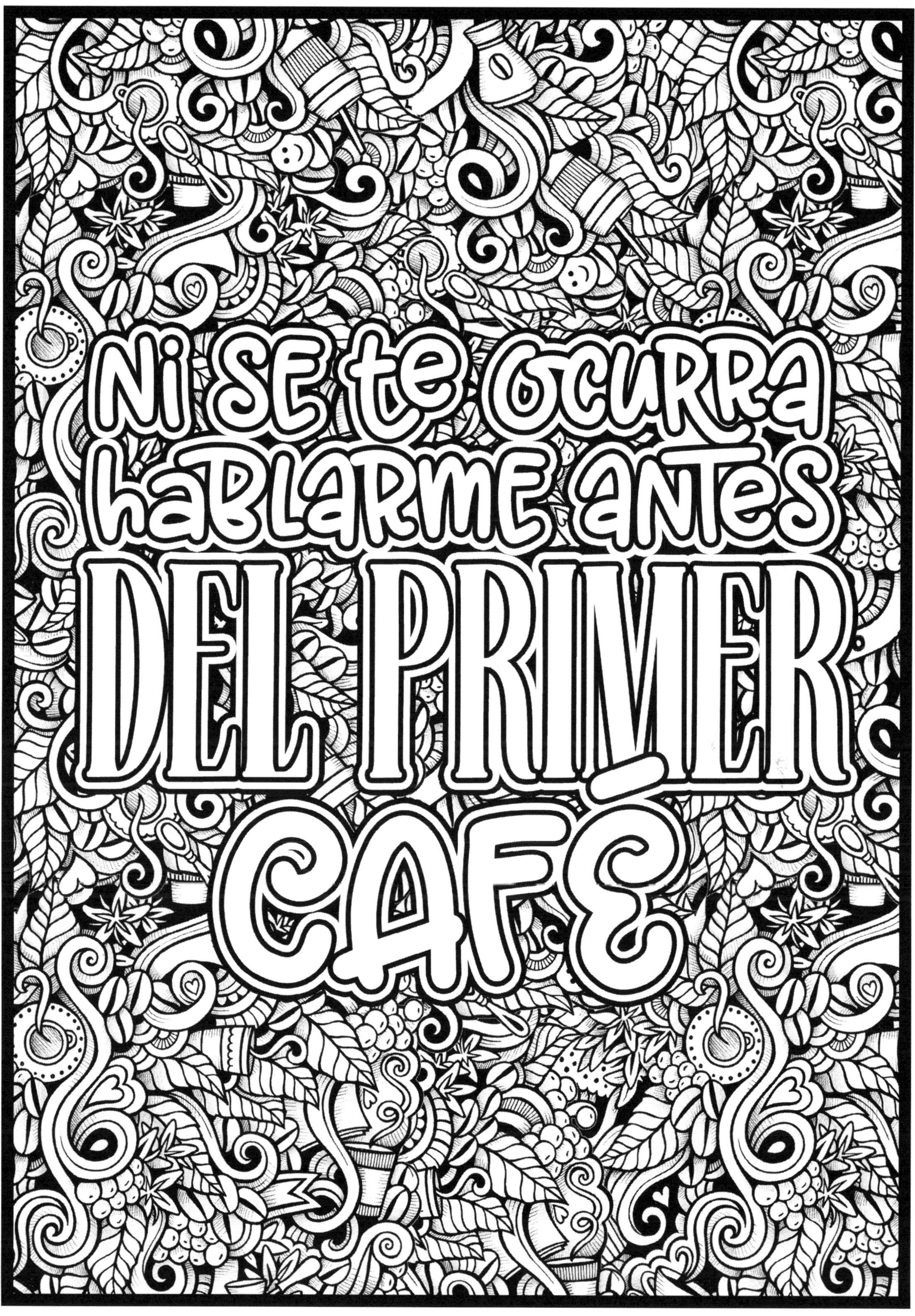

Ni se te ocurra
hablarme antes
DEL PRIMER
CAFÉ

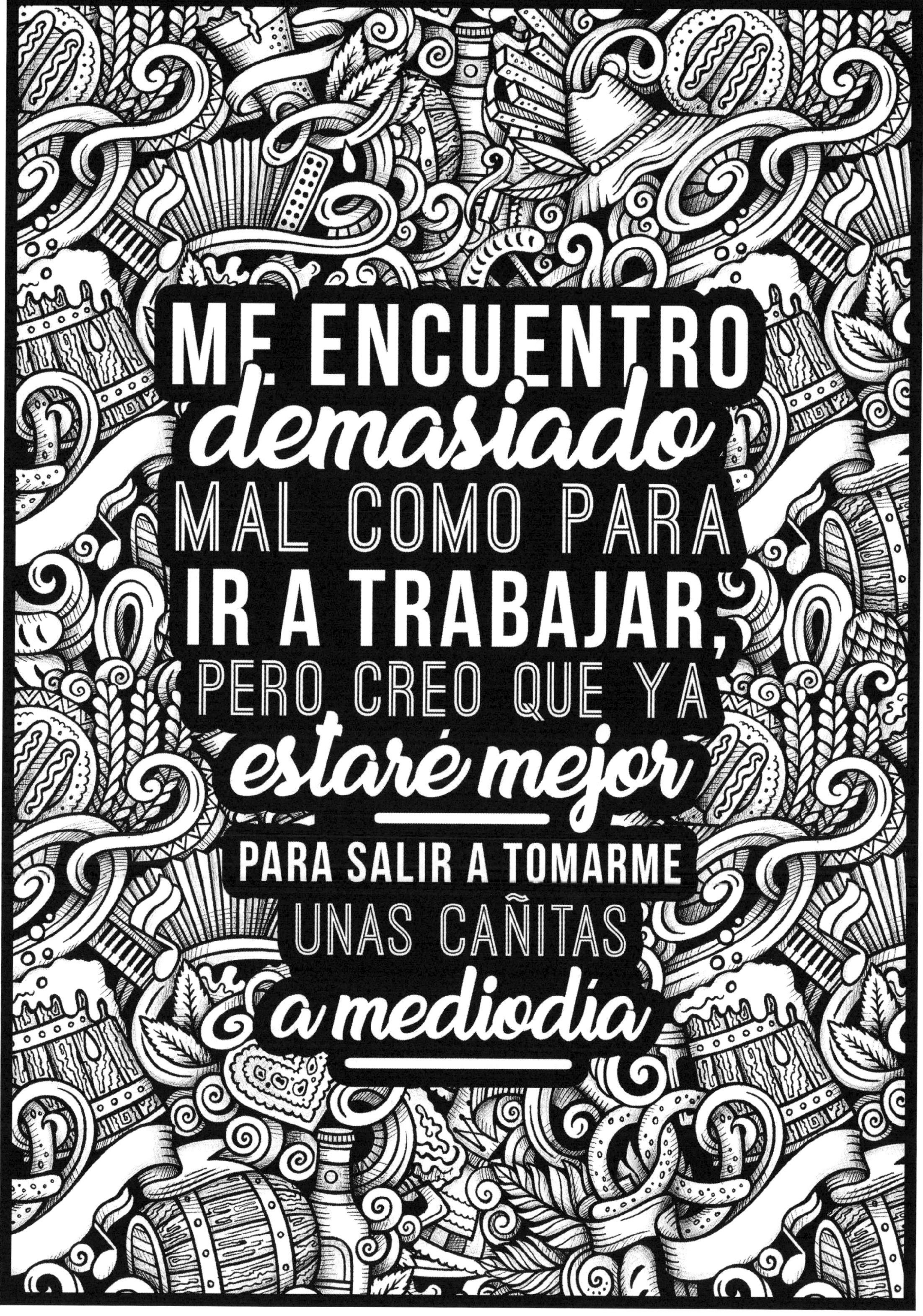

ME ENCUENTRO
demasiado
MAL COMO PARA
IR A TRABAJAR,
PERO CREO QUE YA
estaré mejor
PARA SALIR A TOMARME
UNAS CAÑITAS
a mediodía

Made in the USA
Monee, IL
07 July 2026